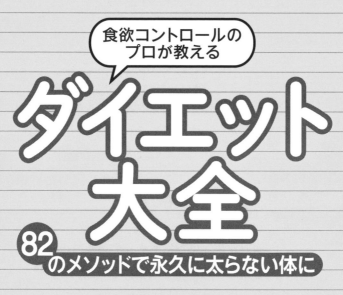

食欲コントロールの
プロが教える

ダイエット大全

82のメソッドで永久に太らない体に

食欲コントロールダイエット協会代表理事　理学療法士

富永康太

KADOKAWA

はじめに

「○○だけ食べればやせる」

「××をカットすればやせる」

　テレビや雑誌、ネットにはダイエットに関する情報があふれています。スタイルをよくしたい、体力を維持して若々しくいたい、ファッションを楽しみたい──やせたい理由は人それぞれでしょうが、ダイエットが原因で健康を損ねてしまっては本末転倒です。

　糖質制限や絶食、偏食、そして過度なエクササイズは、人間が生きていくために害になるものばかりです。このようなダイエットは、大げさに言うと、わざわざ病気になってやせていくのと変わりません。やせる代わりに、日常的に肩こりや頭痛、不眠症、うつ状態、無月経になったり、歳をとってから骨粗しょう症になってしまうかもしれないのです。

　しかも、それだけのリスクを負ってダイエットに成功したとしても、無理な減量は一時的なもので終わってしまい、リバウンドがつきものです。

　私は理学療法士として病院に勤務する中で得た知見を基に、2019年に「一般社団法人　食欲コントロールダイエット協会」を設立し、現在、「食欲をコントロールすることで、体に無理なく健康的にやせるダイエット方法」の普及に努めています。

　私がYouTubeで『食欲コントロールダイエット講座』を始めて6年目（2023年3月現在）に入りました。開始当初の登録者数は数少なく、このまま発信し続けるべきかどうか迷った時期もありました。

　でも、発信していく過程で、フォロワーの皆さんから、

「何度もダイエットに失敗してきましたが、これなら続けられます」
「健康的にやせられるため、今もリバウンドしていません」
「ダイエットに成功できたため、周りの人から明るくなったねと言われた」

　など、うれしいコメントを日々いただくようになりました。皆さんから発信し続けるパワーをいただき、気がつくとチャンネル登録者数が12万人を超えていたのです。

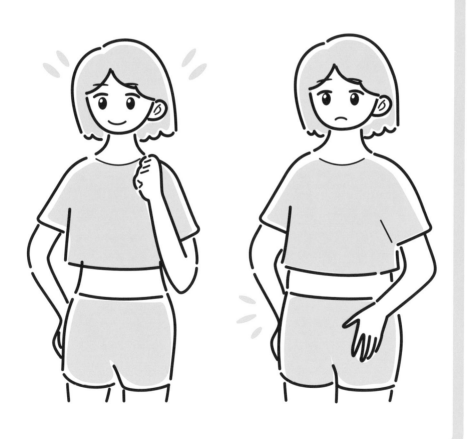

私はそれまで広島や熊本の病院で約7年間、理学療法士として働いていました。そんな私が、どうしてダイエット指導をするようになったのか？　それは、働いていた病院で、同じ症状で何度も病院に通う患者さんを目の当たりにしていたことがきっかけとなっています。

　その代表的なものとして、ひざの痛みがあります。ひざの痛みはレントゲンなどで調べてもなかなか原因が突き止められないことが多いので、根本治療が難しい症状のひとつです。

　痛みの原因がわかれば治療ができますが、わからない場合はとりあえずシップや痛み止めの薬で痛みを抑えます。それによって一時的に痛みがやわらいだとしても、痛みの原因が取り除かれるわけではありません。そのため、患者さんは痛くなったらまた来院する——その繰り返しです。

　痛みが何度もぶり返すのは、寝不足やストレスなど生活習慣の乱れが引き金になっているケースが多く、その場合、生活習慣を見直さない限り病院通いは終わらないのです。

　私は、何度も同じ理由で病院に通う時間とお金が本当にもったいないなと感じていました。根本的に治すことができないとしても、自分の生活を整えることによって、痛みを予防することは自分自身でできるはずだからです。

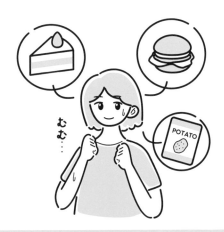

その思いをより強くした出来事があります。それは、元気だった母が突然、脳梗塞を発症したこと。年に何回か旅行に行ったり、自宅に友人を招いて茶飲み話に花を咲かせるのが好きだった母が、52歳という若さで入院してしまったことに大きなショックを受けました。

　幸いにも大きな後遺症は残りませんでしたが、あと数ミリ梗塞部分がズレていたら重度のマヒが残っていたかもしれません。

　このような経験もあって、病気になって苦労している人、困っている人を少しでも減らしたいという願いから、YouTubeを使ってふだんの生活習慣の大切さを訴える情報を発信することにしたのです。

　ただ、若い世代の人たちに将来の高血圧や糖尿病といった成人病の予防のために生活習慣の大切さを伝えてもなかなか響きません。それはそうです、不具合が出るまで人は自分事として考えられないからです。

　では、どうすれば多くの人たちに生活習慣の大切さについて関心を持ってもらえるのか？　私が見つけた答えが「ダイエット」でした。

　実は、ダイエットで大切となるポイントは、病気を予防するために必要なこととほとんど同じだと気がついたのです。ダイエット法を通して、病気を防ぐ生活習慣を発信すれば、若者、とくに女性の皆さんに興味を持っていただけるのではないか、と考えたのです。

　こうしてダイエットに関する情報発信をしていく中で、多くの人が「食欲」に悩まされていることがわかりました。過食症など摂食障害になってしまった人、いつもリバウンドしてしまう人、どうしても間食をやめられない人……私のもとには毎日たくさんの悩み相談が寄せられます。

　私は以前から「食欲をコントロールすることがダイエットには欠かせない」と考えていました。そのためには、無理な食事制限や運動ではなく、栄養的にも心理的にも「食欲の乱れを正すこと」が第一です。

それができてはじめて自律神経やホルモンの分泌が整い、無理のない
ダイエットができるようになるのです。そして、そのためのメソッド
を『食欲コントロールダイエット』と名づけて発信してきました。

　**太らないためにスイーツやご飯など糖質を断っている人は多いよう
ですが、糖質制限をしてやせたとしても一時的なものです。**食欲をコ
ントロールすることができれば、甘いものを食べてもダイエットがで
きるようになります。本書でご紹介するのは、「食べたいのに食べら
れない」というストレスからも解放されるダイエット法なのです。

　Chapter 0では『リバウンドゼロ！
　　　　　　　「食欲コントロールダイエット」にまかせなさい』
　Chapter 1では『ダイエットの「常識」は間違いだらけ』
　Chapter 2では『あなたが「なぜか太る」理由はこれ！』
　Chapter 3では『「ずっと太らない体」をつくる食欲コントロール法』
　Chapter 4では『「楽々サイズダウン」をかなえる毎日の習慣』
　と、健康的で太らない体をつくるための考え方やメソッドを紹介し
ていきます。
　ぜひリビングやダイニングなど手の届くところに置いていただき、
気になることがあったら、すぐに疑問を解消してください。

　さあ、前置きはここまでにしましょう。
　**間違ったダイエット法の呪縛から解けて、人生を楽しく過ごせる方
が1人でも増えることを願い、私の経験と知識をすべてお伝えします。**
ぜひ今日から実践していただき、心身ともに理想のボディを手に入れ
てください。

　　　　　　2023年3月吉日　　　　　　　　　　　　　　著者

Chapter 0

食欲コントロールダイエットは
リバウンドなし!

まずは、 どうしたらやせられるかを知りましょう。
心と体のバランスが崩れていると体重が増え、
必ずリバウンドします。

Chapter 1

ダイエットの常識が変わった!

あなたのダイエット方法は
ムリなく10年以上続けられますか?
太るのは意志の弱さではない!

Chapter 2

あなたが太る理由は必ずあります!

そろそろダイエットを卒業しませんか?
「○○制限」をしないでもやせられるんです!

Chapter 3

さあ、太らない体を手に入れよう!

食欲の乱れを正すだけで自然とやせられる!
カロリー、 糖質は気にしなくていいんです。

Chapter 4

少しだけ習慣を変えるのが必勝方法

同じように食べてもやせている人とは?
努力しないで理想のスタイルを手に入れる!

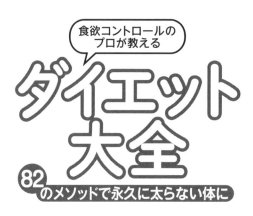

食欲コントロールの
プロが教える

ダイエット大全

82のメソッドで永久に太らない体に

Ｃｏｎｔｅｎｔｓ

あなたが『なぜか太る』理由はこれ!

Chapter 3 「ずっと太らない体」をつくる
食欲コントロール法

Chapter 4 「楽々サイズダウン」をかなえる毎日の習慣

注意事項
本書のダイエット方法で体調不良やつらさなどを感じたら直ちに中断し、医師に相談してください。
妊娠中の方、病気治療中の方、持病のある方、通院中の方は、医師に相談のうえ行ってください。
本書の著者並びに出版社は、ダイエット方法によって生じた問題に対する責任は負いかねます。
各自、体調を考慮したうえで、自己責任のもと行うようにしてください。

装丁●川島 進
イラスト●千野六久
執筆協力●中野克哉
本文デザイン・DTP●Fujii graphics
編集●伊藤 剛（Eddy Co,.Ltd）
岡﨑灯子

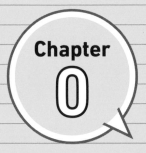

Chapter
0

リバウンドゼロ！
「食欲コントロールダイエット」に
まかせなさい

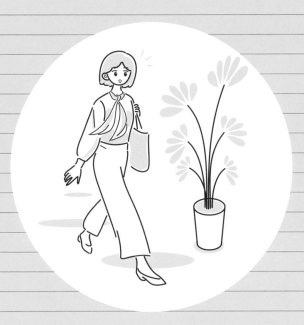

01

普通の生活を
送るだけで
やせられる理由

　仕事でもプライベートでも、何か困ったことが起きたら、「どうしてこんなことになってしまったの？」と原因を考え、二度と同じ悩みを抱えないようにしようとするのは当たり前ですよね。

　しかし、ことダイエットに関しては、なぜか皆さん原因を考えることをしないで、「どういうやり方でやせようか？」と具体的な「ハウツー」に飛びついてしまいます。

　たとえば、朝寝坊をして約束に遅刻した場合、「1本早い電車に乗ればよかった」と解決法を見つけると安心できるかもしれませんが、問題は寝坊してしまったことにあります。そこを直さなければ、1本早い電車に乗ることも難しいのはおわかりになりますよね。

ダイエットすると決めた

いろいろな情報を集め、なんとなくダイエットを始めてみる。
とりあえず1カ月くらい努力してみる。

少し体重が減ってきた

体重が減ってきてはいるが、なんとなく調子が悪い。
ダイエットを決心したのだから、とにかく頑張る。

リバウンドして元に戻った

つらいダイエット方法にちょっとうんざり。
減ってきた体重が元に戻って、続ける気力がなくなる。

他のダイエットを探す

もっとやせられる方法がないか探す。
いろいろ試してみるが続かない。

悪循環
リバウンドを繰り返し
やせられない体に!

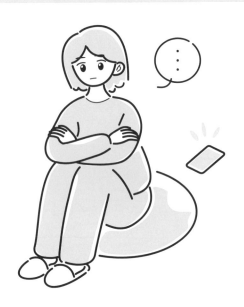

⬤ ダイエット関連記事や広告から距離を置く

　太っているか、太っていないかは、自分がどう思うかによります。

　他人から見て太っていない人でも、「自分は太っている」と思い込んでダイエットに励んでいる人はたくさんいます。それは、世の中にあふれるダイエット情報に洗脳されてしまった状態だといえるでしょう。

　このような方に**ダイエットを相談されたら、私は〝情報断ち〟するようにアドバイスします。**ダイエットに関する記事を見ると「もっとやせなければ！」と刺激を受けてしまうので、SNSはもちろん、ネットニュースも見ないようにしてもらいます。

　特にネットニュースは、ダイエットに関する広告が飛び込んでくることもあるので、最初から見ないようにするのがいいでしょう。

　「やせている人のほうがきれい」「やせたらかわいくなる」という洗脳が解けないと、考え方もなかなか変えられません。とくにボーッとした状態でテレビやYouTubeなどの映像でダイエット情報を受け取ると洗脳が強まります。思考停止の状態で情報と接するのはNGです。

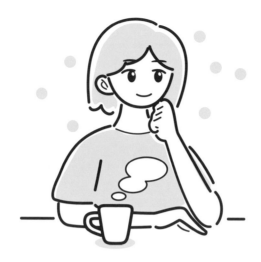

◉ やせるためには心身のバランスを保つこと

　太っていることをどうにかしたいと考えているのなら、やせる方法を考える前に、自分自身のバランスが崩れていないか確認してください。

　ここで見落としてはいけないのは、「体」だけではなく「心」の部分も含めて確認するということ。ダイエットというと、どうしても「体」だけに目が行きますが、そうではありません。**体と心、両方のバランスが崩れているから体重も増えているのだと考えてください。**

　一見、ダイエットとは関係ないと思える睡眠時間やストレスも、体に大きな影響を与えることから、体重の増減に関わってくるのです。

　「そうは言われても、何をしたらいいかわからない……」

　そうですよね。でも、何も特別なことをする必要はありません。

　まずは心身ともに健康な体を取り戻すこと。健康な体をベースにして食欲コントロールを行っていくことが大切であり、その前提を無視してダイエットに取り組んでも、体調を崩したり、リバウンドするだけです。

ダイエットと リバウンドを 繰り返すと やせにくくなる

　極端なダイエットは、体重は減りますがつらくなって続きません。やめた後、元の体重に戻るどころか、それ以上に太ってしまうことも。

　難しいのは「やせた状態をキープし続ける」こと。私はリバウンドしない体になってこそ、ダイエットは成功したと考えています。やせてもリバウンドする人は、食べるものや量を自分で決められません。「一食○kcal以内」「タンパク質は○g」などと、誰かに決めてもらわないとダメな人は、やせても間違いなくリバウンドします。

イエット⇄リバウンドを繰り返すと

元に戻るどころか、それ以上に太る。
やせにくい体になってしまうことも!

 べたいものを我慢しないで!

無理して食事制限しない。
「これ以上食べなくていい」と脳が感じる。

 欲コントロールダイエット法

無理なく、長く続けられ、自然とやせられる。
フォロワーの皆さんが実践して結果を出している。

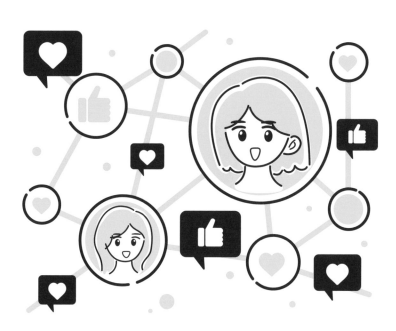

◯ダイエットは反動が怖い

　一時的にやせるダイエットを繰り返すと、どんどんやせにくくなります。なぜなら、体に負担がかかり過ぎて、代謝機能が落ち込むからです。

　たとえば、もともと1日2000kcalの食事をして体重60kgだった人が、カロリー摂取量を1500kcalに落として55kgまでやせたとします。1日1500kcalをキープできれば55kgの体重もそのままですが、もし無理や我慢をして食事量を減らしていたなら、その反動でドカ食いなんてことも。

　食べ過ぎて体重が元の60kgに戻ったら、何が起こると思いますか？実は体重が60kgにリバウンドしたとしても、体は1日に消費できるカロリーが1500kcalのままなのです。リバウンドしたからといって、食事まで前の2000kcalに戻すと、体は1500kcalしか消費できないのでカロリーが余ります。それが脂肪として体にたまることで体重は62kg、63kgと増えていくわけです。「リバウンドするとダイエット前の体重より増えてしまう」のは、これが理由です。

　そして、再び摂取カロリーを1日1500kcalにして元の60kgに戻したとしても、また反動が起こります。こうしたことを繰り返していくと、どんどんやせにくくなっていくのです。

◯フォロワーの皆さんから「やせられた！」の報告

　つまり、食べたいものを我慢するようなダイエット法には限界があるということ。それなら、無理して食事を我慢するのではなく、「これ以上は食べなくてもいい」と感じるようになればいいと思いませんか？

　それが、私が提唱する「食欲コントロールダイエット法」です。自然と必要以上に食べたくなくなる状態をつくっていくためにはどうしたらいいのか、1000を超える文献を研究して編み出し、実際に多くの成功例を生み出してきたメソッドなのです。

Chapter 1

ダイエットの「常識」は
間違いだらけ

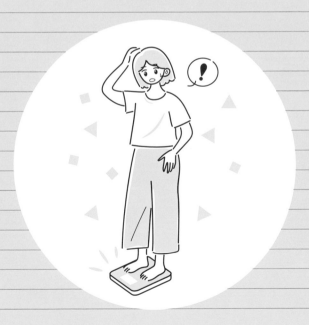

03 楽にスグやせる方法が あればノーベル賞もの

　ネットや雑誌には「楽してスグやせる！」方法や、それをキーワードにした広告があふれています。

　しかし、病気にでもならない限り、楽にスグにやせることはできないのが現実です。もっとも、病気では「楽に」とはいえませんよね。

　ダイエットのノウハウや器具を売りたいために、誰もが飛びつきたくなるような「楽」「スグ」という言葉を使って情報が発信されています。しかし、その中身をよく読んでみると、かりにやせるとしても、楽でもスグでもない場合がほとんどです。

　世の中にはびっくりするくらいいろいろなダイエット情報がありますが、うのみにするとキケンなものもたくさんあります。やせたいいけど、その代わりに肩こりがひどくなった、冷え性になった、生理が止まった、脱毛したでは喜べないですよね。

◉太る原因がわかれば9割成功する!?

「○○するだけでやせる！」

　まるですべての人に共通するやせる方法があるようにいわれますが、そのような方法は世の中には存在していません。

　人それぞれ太る原因が違うのですから、やせるために必要となることも当然変わってきます。

　違う言い方をすると、太る原因がわかればやせる方法も見つけられるということ。ただ、残念ながら、このことをきちんと理解している人は少ないように思います。そうでなければ、

「座るだけでウエストが細くなる！」

「寝ている間に脂肪を分解！」

　などとうたったダイエット関連商品が売れるはずがありません。

◉ 間違った情報をうのみにしない

　私がSNSなどで「どうやったらやせられますか？」と質問されたとします。私は相談者と直接お会いしたことがないわけですから、その方がどういう状態なのかわかりません。太る原因は人それぞれですから、体や心の状態を問診して、はじめてアドバイスすることができるようになります。

　しかし、ダイエットの情報を発信している人の中には、相談者の状況を聞くこともなく、「〇〇したらやせますよ」とアドバイスしている人がなんと多いことか。相談者が今どういう状態であるのか知りもしないで、ダイエットのアドバイスなどできるわけがない——私はそう考えています。

◉ 少しずつやせるのが成功への近道

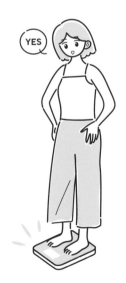

　身長が同じ160㎝でも、体重が80kgの人と60kgの人では、ダイエット方法が異なるのはご理解いただけるでしょう。生活習慣も食生活も一人ひとり違うのですから、「〇〇したらやせます」などと言い切れるわけがないのです。

　誰もが絶対にやせられる方法、スグに楽にやせられる方法など存在しないということを、まずご理解ください。

　日々の生活を見直して、少しずつやせていくしか方法はありません。

10年以上続けられるダイエットでなくては意味がない

04

　体重というのは生活習慣の積み重ねの結果です。たとえば60kgの人は、60kgなりの生活習慣をしているから60kgなのです。

　もしもパーソナルトレーニングを受けて、60kgから50kgになったとします。それは「パーソナルトレーニングを受けている」という新しい生活習慣によって50kgになっただけで、パーソナルトレーニングをやめて以前の生活習慣に戻ったら、体重も60kgに戻ってもおかしくありません。

　これは**ファスティング**（**断食**）で減量できたときも同じです。もしも断食をして60kgから55kgになったとしたら、**断食を定期的にし続けないと55kgは保つことはできない**わけです。

◎そのダイエット法、いつまで続けられますか？

　一時的にやせるというのは、一時的に生活習慣を変えたからであって、その生活習慣を続けることができなければ元に戻ってしまいます。この点はよく覚えておいてほしいです。

　もちろん、それが無理なく続けていける方法であれば、その体重はキープできるということでもあります。

　ダイエットを始める前に、私が皆さんに聞きたいのは次の質問です。
「その方法、10年後も続けられますか？」
「今から60歳まで続けられますか？」

　20代以降、加齢とともに太ってしまう人が多いのは、10代と同じような生活習慣を続けているせい。とくに、年齢に合わせた食生活を

送っていないからです。

　20代以降に太るのは、「落ちた代謝に合わせて食欲が下がっていない」、つまり食欲コントロールができてないからです。代謝が落ちるのは誰にでも起こることですが、それに伴って自然と食べる量が減るかどうかが歳を取っても太らないポイントになります。

◉**無理な食事制限は今すぐやめましょう**

　無理な食事制限やトレーニングを行ってやせた場合、結局のところ、無理を続けないとその体重、体型はキープできません。

　ダイエットの成功とは、やせた体型を保っていくことだと私は思います。そうであれば、無理をすることなく、何歳になっても続けていける方法でダイエットに取り組んでいかないといけません。

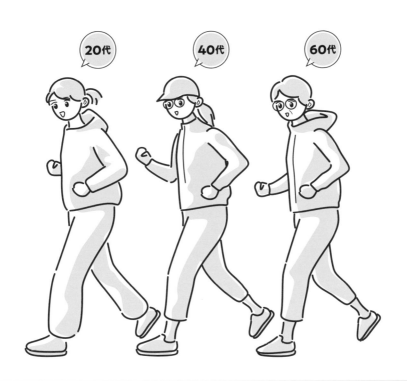

05 カロリーを消費するだけでは やせられない

　やせようと思ったとき、多くの人は「食べる量を抑えて、運動などでカロリーを消費すればいい」と考えがちです。

　しかし、これは人体のメカニズムから考えた場合、絶対に間違ったアプローチです。単純にカロリーの数字を足し算、引き算すればいいというわけではないのです。

　まず、私たちが運動などで「カロリーを消費する」という行いは、体にとってはエネルギー不足の状態になることを意味します。

　食欲は、生きるために必要なエネルギーを食べ物から取り入れるために湧いてきます。ということは、**運動などで必要以上に（ムダに）カロリーを消費してしまうと体はエネルギーが足りなくなるので、自然と食欲が増してしまうのです**。これが、人体に備わったメカニズムです。

◎摂取カロリーの調節ができない人

　そもそも太っている人は、自分が消費するカロリー以上を食べ過ぎています。こうした状態を、私は「食欲が乱れている」と言っています。食欲が乱れたまま体重を減らそうと頑張って運動をしても、結局、食欲が増して食べ過ぎてしまうのです。

　ですから、**特別な運動をして消費カロリーを増やそうとする前に、自分が普通に生活する中で、消費するカロリーに適した食欲に調整することが一番大切なのです**。

　1日に消費するカロリーを100とすれば、それを120、130にする

必要はなく、食べ物から摂取するカロリーを100にすればいいだけです。

　簡単そうに思えるかもしれませんが、食欲が乱れている場合、これがなかなかできません。摂り入れるカロリーは100でいいのに120も摂ってしまいがちなのです。

　健康な状態の人間の体は、食欲は最適な量に収まるようになっています。

　血圧にしろ血糖値にしろ、運動や食事のたびに数値が上がっても、正常値に戻してくれる「**ホメオスタシス（生体恒常性）**」という機能が人体には備わっています。ホメオスタシスについては後述しますが、食欲（体重）についても同じで、本来なら上がりっぱなしということはありません。

　それなのに、**最適な状態を超えて太るのは、食欲（体重）を自動的に正常値に戻してくれるホメオスタシスが機能不全を起こしていると考えるよりほかにありません。意志の弱さで太るのではない**のです。

　ホメオスタシスを正常に機能させることを邪魔している原因を取り除けば、食欲（体重）をちょうどよく保つ体の機能も戻ってきて、二度とダイエットをする必要はなくなる──これが本書で訴えていくことの中核となっています。

◉「働き過ぎ」が太る原因なことも！

　食生活の乱れはもちろんですが、睡眠が極端に短くなったり、ストレスにさらされたりする生活が続くと、食欲を調整するホメオスタシス機能が崩れていってしまいます。そのせいで適量を超えて食べ過ぎてしまい、結果として太ってしまうわけです。

　とくに日本人の場合、「働き過ぎ」が寝不足やストレスの原因になっている場合がほとんどです。つまり、太っている原因を突き詰めれば、実は働き過ぎのせいだった──ということもよくあるのです。

ダイエットで起こる生命危機のサイン

「食事の量をかなり減らしているのに全然やせない！」

そんな悩みを抱えてヘコんでいる方もいるかもしれませんね。実は、食べ過ぎでやせないパターンだけではなく、食べな過ぎでやせないパターンもあるんです。

ダイエットはカロリーが足りない状態（アンダーカロリー）をつくることがセオリーですが、摂取カロリーを極端に減らし過ぎると、体が「エネルギーが足りなくて活動できない！　このままだと生きていけないから『代謝』を下げるぞ」という指令を出します。

「代謝」とは、生きていくために摂り入れた食べ物などをエネルギーに変えていくこと。**摂取カロリーが減ったことで生命の危機を感じた体は、エネルギーをたくさん消費する脳や内臓の活動を抑えてしまいます。**そのせいで、頭がボーッとしてきたり、便秘になったり、冷え性になったり、さらには生理が止まったりしてしまうことも！

◎ 代謝が下がり過ぎるとやせなくなる

子孫を残すためには生殖機能は必要ですが、生命の危機のときには生殖よりも自分が生き残ることを体は優先します。そのため、**体を動かすエネルギーが足りなくなると、生殖機能をストップさせてしまう**のです。

生理が止まるというのは、生命を維持するエネルギーがギリギリで、代謝が下がっているというサインにほかなりません。つまり、食べな過ぎが代謝の低下を招き、それ以上やせなくなるパターンもあるのです。

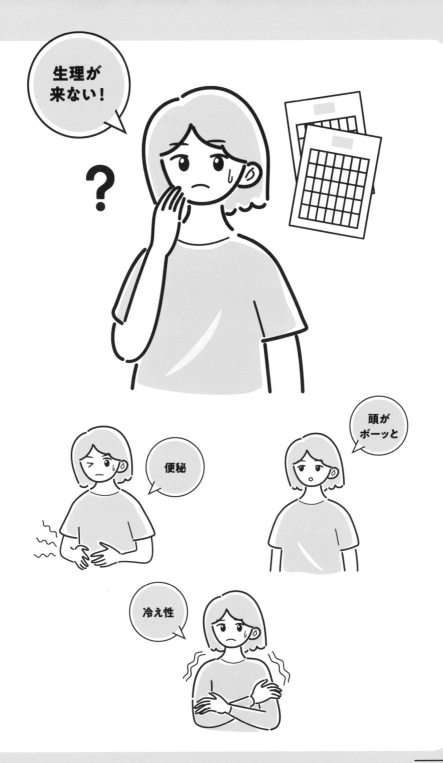

食事30%減は続かない！

　実は、今日本で多くの方が慢性的な栄養不足になっていると聞いたらびっくりしませんか？

　ラーメンでもご飯でも大盛無料の店がいっぱいあって、フードロスが問題になっているような国でいったい何が起きているのでしょうか。

　厚生労働省の調べによると、国民の食品からのカロリー摂取量の平均値は、昭和21（1946）年には1903kcal、昭和25（1950）年には2098kcalでしたが、平成22（2010）年には1849kcal、平成26（2014）年には1863kcalと、なんと貧しかった戦後の時代より下がってきているのです。

　ということは、**多くの人が自覚症状のないままに低栄養状態になっているということです。**

　どうしてこういうことになっているかというと、食の欧米化や行き過ぎた健康志向など、いろいろと原因がいわれています。私が思うに、"誤解だらけのダイエット法"が世に広まり、それを実践している人の多さがこの数字に表れているのではないでしょうか。

◉ ビタミンやミネラル不足はダイエットの大敵

　一般的に「栄養不足」とは、極端に偏った食事をすることによって、タンパク質やビタミン、ミネラルが足りてない状態のことをいいます。

　とくに目立つのが、女性の体に必要な栄養素が不足傾向にあること。ハム・ソーセージなど加工食品の摂取量が多い人はビタミンやミネラルが足りなくなりがちです。

ビタミンやミネラルは、「三大栄養素」である「炭水化物」「タンパク質」「脂質」をエネルギーに変換するときや、体の脂肪を分解するときに必要な栄養素。これらが不足するとやせにくくなってしまうのです。

　そういう意味でも、「絶食」や「食事の回数を減らす」ダイエット法は問題がありますね。

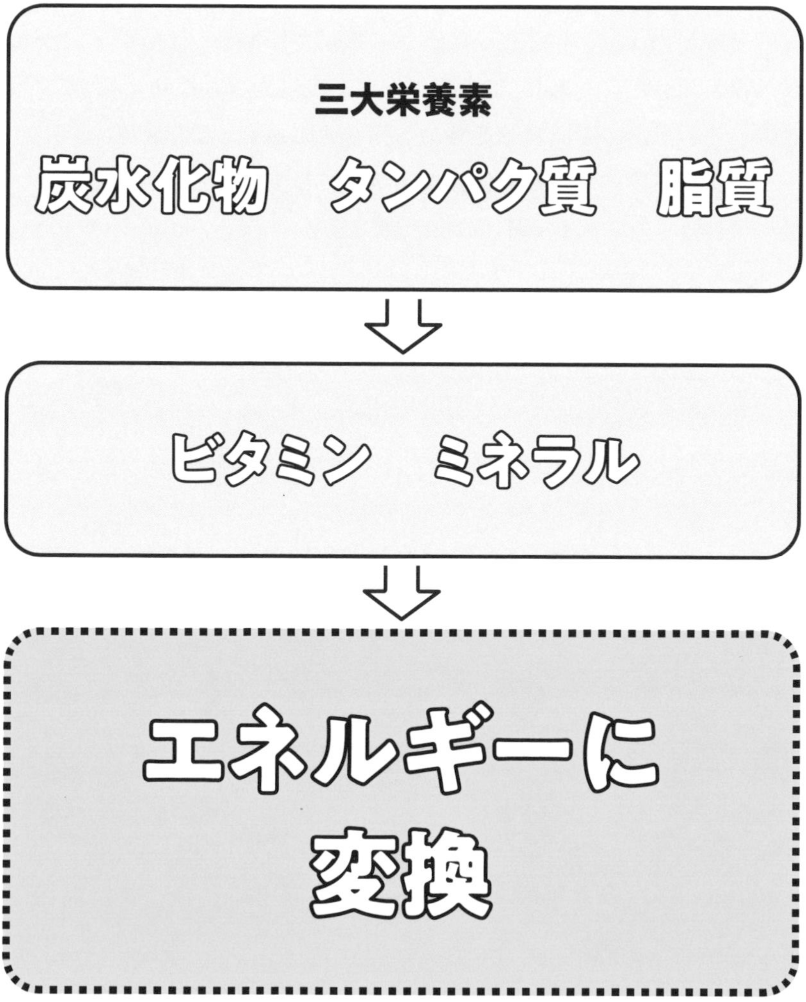

三大栄養素

炭水化物　タンパク質　脂質

↓

ビタミン　ミネラル

↓

エネルギーに変換

◉「10%」のカロリー減が成功への道

　やせたい気持ちはわかりますが、食事量は極端に減らし過ぎないことが大事です。それまで普通に食べていた食事からカロリーを30%も減らしたり、半分に減らしたりしてはいけません。

　私はよく相談者に、「減らすカロリーは10%までにしましょう」と助言します。なぜなら、体に負担を感じさせず、満腹感を得られる量は、およそ10%減までだからです。

　減らす量が10%を超えてくると、さすがに脳も「なんかずいぶん食べ物が減ったな」「あれ、エネルギーがあまり入ってこなくなったな」と感じてしまい、逆に食欲を強める指令を出してしまいます。

　また、先に書いたように代謝が下がってしまうことも起こるので、減らす目安となるのが約10%なのです。

◉運動は普段よりたった10%増やすだけでいい

　人間の脳は急激な変化をかなり嫌います。運動も同じで、急に激しい運動を始めると脳が反発して、「体がキツい状態になってきたから、もっと栄養が必要だ」と考えて、食欲を強めてしまうことも。

　運動にしても、食事と同じように変化の目安は1割ぐらい。脳が反発しない程度に、徐々に変化させて、アンダーカロリーの状況をつくっていくのがダイエットを成功させる秘訣です。

　脳が栄養を過剰に必要としない程度に軽い運動をし、毎日の食事に対する満足度をそこなわず、カロリーオーバーにならない生活をずっと続けるという意味で、私は「やせ脳」という言葉を作っています。

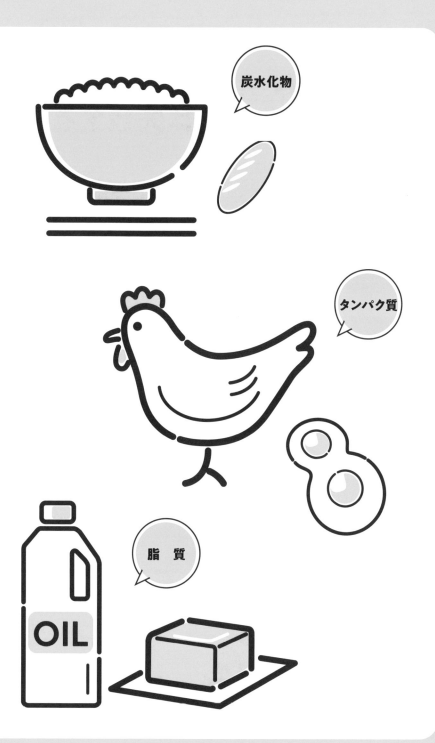

毎日、体重計に乗るだけでは失敗する

　勉強でも仕事でも恋愛でも、すごく努力をして我慢も重ねたおかげでいい結果が出ればとてもうれしいものです。逆に、いい結果が出なければ、努力や我慢の分、ガッカリの度合いも大きくなりますよね。

　ダイエットの場合も同様です。大好きなケーキをやめて、毎日1万歩もウォーキングしたのに、体重計に乗ったら変化がない、それどころか体重が増えてしまった――なんて事態になったら、大ショックです。「あの努力と我慢は何だったのか……もうダイエットなんてしない！」

　そんな経験をしたことがある方も多いかもしれませんね。

　ショックを受けない方法はひとつ、それは**"体重計に乗らない"**こと！　体重の移り変わりを比べなければ、ガッカリ感からサヨナラできます。

◉体重が減らない失望感がストレスに

　ダイエットを始めると、その成果を期待しながら体重計に乗ります。期待通り減っていたら大喜びして、期待よりも体重が落ちていなかったり、あるいはなぜか増えていたりしたら、それはもうガッカリして落ち込んでしまいます。

　でも、人間の体重は一方的に減り続けることはあり得ないですし、やせるとしても多少のアップダウンを繰り返して減っていくものです。

　自分の期待度と現実の体重減が一致しない心の痛みがストレスとなります。ストレスがダイエットの大敵であることはこれまでにも述べ

ていますが、**体重計に毎日乗ることがストレスを加速させてしまうの**です。

　また、こうしたことを日々繰り返していくと、気分のアップダウンがどんどん激しくなっていきます。すると、刺激に対しての反応が弱くなり、より強い刺激でないと喜びを感じなくなってしまいます。そうなると、体重が少し減っていたくらいでは全然喜べなくなってしまうのです。

　この精神状態は日常生活に波及していき、ちょっとしたことでは心が動かなくなり、幸せを感じにくく、感動することもなくなっていきます。このような「鈍感力」が身についてしまうと、食べる量やカロリーにも鈍感になって、ダイエットはウヤムヤで終わってしまうことでしょう。

◎ 毎日の体重が増減する理由は体内水分にあり

　日々の体重に一番影響を与えているのは「水分」です。**人間が生きていくために水分は1日2.5ℓほど体を出入りしています。**日々体重が変動するのは基本的には水分量の増減によるものなので、気にするだけムダです！

　それなのに、体重計の数字が増えているのを見ると、どうしてもカロリーオーバーで増えてしまったような感覚を持ってしまいます

　すでにダイエットを始めて摂取カロリーを減らしているのに、さらにカロリーを減らせばエネルギー不足が進行して、体調を崩してしまう恐れがあります。

　毎日の体重測定は、ダイエットに不可欠なものではありません。1カ月に1回程度体重計に乗るくらいで十分です。

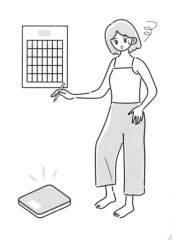

「レコーディング・ダイエット」だけではやせない

「レコーディング・ダイエット」というダイエット法が一世を風靡しました。

方法としては、毎日食べたものとそのエネルギー量（カロリー）、体重などを記録（レコード）していくというもの。自分が1日に摂っている総エネルギー量を客観的に確認することで、肥満につながる食生活に気をつけるようになり、それを直していくようになるという考えのダイエット法です。

「毎日食べ物を記録して、体重計に乗るだけでやせるのかな？」

そう考える人もいるでしょう。

もともと体重も食事もまったく気にしていないような人、特にポッチャリ系の男性であるなら、何気なく食べていたものを意識することで自然と食べる量が減り、多少はやせることができます。

すべての飲食物を記録することで、「ああ、こんなにたくさん食べてるんだな」と過食を自覚でき、食事と体重変動との因果関係にも気がつくきっかけになるからです。

現在、多くのダイエットアプリが開発されて、日々の食事や運動量、体重を記録していくことはおなじみの健康管理法になっています。

◯ やせたとしても、ほとんどの場合は元に戻る

ただ、多くの人は記録するべき情報を誤解しているせいで、ダイエットに役立てられていないように私には思えます。

カロリーや食事内容の記録だけでは、結局は意図的な食事制限をす

ることになり、意味がないどころか、逆にその反動でリバウンドして、やせにくい体をつくってしまいかねません。

　レコーディングをダイエットに役立てるためには、それを太る原因解明のヒントにする必要があります。食事や摂取カロリー、体重だけではなく、睡眠時間やストレスの状態などを記録しておくことで、**自分はどのようなときに食べ過ぎたり睡眠不足になったり、あるいはストレスを抱え込んだりしているのか、振り返って確認することができます**。

　もちろん、体重計に乗ることも含めて、毎日レコーディングしていくこと自体がストレスになっては意味がありません。

　レコーディング・ダイエットは一回やせても、リバウンドで戻ってしまう場合がほとんどです。この点からして、「記録さえしていればやせていく」とはいえません。

◉過去の記録から何を感じ取るかが重要

　しかも残念なことに、すでにダイエットを頑張っている人にはレコーディング・ダイエットは役に立ちません。なぜなら、「食べる量を減らしたほうがいいのはわかっているけど減らせない」「減らしているのにやせない」という状況にあるからです。

　つまり、日々の食事や体重を記録していくだけではやせることはなく、その記録の情報をいかにダイエットに生かしていくのかという視点がレコーディング・ダイエットには欠けているのです。

　たとえば、食べ過ぎた前日は睡眠時間が短かったとか、取引先でプレゼンしなければいけなかったから緊張が強かったなどの情報がわかれば、やせない原因を突き止めていくことは可能となります。

　レコーディング・ダイエットは、記録するという行為それ自体ではなく、何を記録して、その情報から何を感じ取るかが大切なのです。

「〇〇だけダイエット」は体に不調を引き起こす

「朝バナナダイエット」、「りんごダイエット」、「キャベツダイエット」、「玉ねぎダイエット」――。

ある決まった食品だけを食べ続ければやせられるという「偏食ダイエット」が次から次へと登場しては消えていきます。

「体重を減らす」という目的だけで見た場合、これらの方法で効果が出ることは確かにあるでしょう。しかし、「〇〇だけダイエット」には体に大きな悪影響を与えるリスクがあります。「〇〇だけダイエット」というのは、栄養のバランスが偏るのはもちろん、必須栄養素が足りなくなることも意味します。つまり、**わざわざ体調を悪くしてやせるようなものです。**

ひとつのものだけを食べ続けることで、必要な食物繊維が不足して便秘になってしまったり、鉄分が不足して貧血や生理不順になってしまうなど、体にさまざまな不調を引き起こす危険性が高まります。

◎その食べ物だけでずっと続けていけますか？

大きな問題は、そうした食生活を一生続けられるかどうかというところ。「バナナだけダイエット」で減らした体重は、いつまでも「バナナだけ」食べ続けなければ維持できないものなのです。

目先の体重が減っても、それがキープできないと意味がないですよね。**ダイエットをするうえで大切なのは、無理なく続けられるかどうかです。**

また、「〇〇だけダイエット」は、本来は楽しいはずの食事を味気

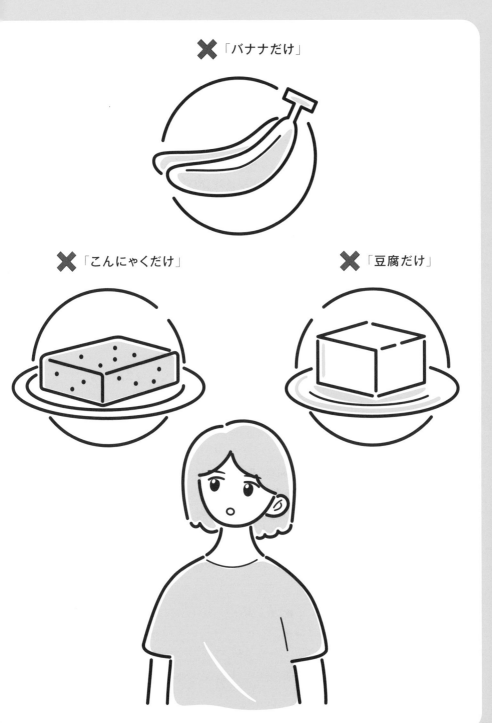

❌「バナナだけ」

❌「こんにゃくだけ」

❌「豆腐だけ」

ないものにしてしまう問題もあります。

主食の糖質（白米など）を低カロリーで糖質の少ないダイエット食材（豆腐やコンニャクなど）に置き換える「置き換えダイエット」や、炭水化物そのものを抜く「糖質カット」、小麦などグルテンを含む食品を摂取しない「グルテンフリー」でも同じです。

また、同じ食材ばかり食べていると「飽きる」ことも問題です。いくら体にいいものでも、それだけを食べ続けるのはつらいものです。これらの方法でやせた人がいるのも事実ですが、続けるのが難しくなって、途中でやめてしまった人がいるのもまた事実です。

◯ 食事に偏りがあるのは大問題

食べるものが「体にいい」ということは、体に何らかの作用を与えるということを意味します。薬も同様ですが、適量であれば体にいいものでも、過剰に摂取すれば、体に悪影響を与えかねません。

サプリメントもそうですが、朝昼晩サプリメントだけを摂り続けていたら、栄養バランスが崩れて体調が悪くなってしまうのは当然です。それで体重が減ったとしても、喜ぶことではないと私は考えています。

たとえば、本書では**女性にとっては不可欠な栄養素である鉄分を豊富に含む「レバー」**をおすすめしていきますが、「レバーだけダイエット」などは絶対にやってはいけません。

レバーばかり食べていると、「ビタミンA」を過剰に摂ってしまう恐れがあります。抗酸化作用のあるビタミンAですが、余った分が体から排出されないタイプのビタミンです。過剰に摂取してしまうと、**頭痛や皮膚のはげ落ち、口唇炎のほか、脱毛症の症状が出る**ことが知られています。

また、体のだるさや疲れなども出てくるので、「栄養が足りてないのかしら」などと、さらにレバーを食べたら逆効果。何事も極端なことはいけません。当たり前ではありますが「バランスよく」が大切です。

「食べる順番ダイエット」や「ベジファースト」は効果あるの?

数あるダイエット法の中でも一番手軽に思えるダイエット法が、「食べる順番ダイエット」です。

中でも注目されたのが、野菜から食べる「ベジファースト」と、肉類から食べる「ミートファースト(プロテインファースト)」です。

なぜベジファーストがいいとされているのか、そこには「血糖値」が関わってきます。

◎健康な人が血糖値を下げるメリットは何もない

食事から摂った炭水化物などに含まれる糖質は体の中でブドウ糖となり、それが血液に溶け込んで体中の細胞に送られ、エネルギー源となります。この血液中の糖分の濃度を表す数値が血糖値です。

糖質を摂取すると血糖値が上がりますが、血液中に糖分があること自体は悪いことではありません。一般的には血糖値が上がると、膵臓(すいぞう)でつくられる「インスリン」というホルモンが働いて血糖値を下げてくれます。しかし、インスリンが不足したり働きが悪くなったりすると血糖値が下がりづらくなります。

血糖値が高いままの状態(高血糖)では血管の壁が壊れやすくなったり、**血管が詰まったりするリスクが高まります**。これが慢性的になってしまう症状が「糖尿病」です。その要因のひとつとされているのが肥満なのです。

飢えと闘って進化してきた人類には、低血糖に備える機能はあっても、糖質がたっぷり摂れる事態には上手に対処できないのです。その

結果が肥満、糖尿病、動脈硬化など、現代的な生活習慣病なのです。

　高血糖の状態をつくらないようにする食生活がベジファーストです。食事のときに先に野菜類（サラダである必要はありません）を摂取すると、野菜やキノコ類に含まれる「食物繊維」が糖の消化や吸収のスピードを遅らせ、血糖値の急激な上昇を抑えてくれるという考えです。

　理学療法士だった私としては、ベジファーストは糖尿病の人にはおすすめの食事法だと思います。ただし、**血糖値が上がり過ぎることがない健常の人が、問題がない程度の血糖値の上昇を抑えたところで何のメリットがあるのか疑問です。**

　また、血糖値というのは「エネルギー(糖分)がどれだけ体に入ったか」というバロメーターでもあるので、血糖値が上がると脳は食事に対する満足感を高めます。糖尿病でもないのに血糖値を下げることばかりすれば、食事の満足感が下がるだけで、実はメリットがありません。食欲がなかなか満たされないので、つい食べ過ぎてしまうということも。

　逆に、**いつも食べ過ぎてしまうという人は先に炭水化物（糖分）を食べたほうが、食後血糖値が上がって脳が満足します。そのため、余分なものを食べなくなるというメリットもあります。**

　いろいろ試してみて、自分に合った食べ方を見つけてください。

◉「ミートファースト」もあまり意味がない

　ミートファーストは、肉や魚に含まれるタンパク質、脂質を先に摂ることで、いち早く満腹感を得て、食後の血糖値の急上昇も防いでしまおうという考えです。タンパク質にも血糖値の上昇を抑える働きがあります。

　これに関しても、健常な人にはどれだけダイエット効果があるのか、私としては疑問です。ただし、最初に食べた栄養素の吸収率が一番高くなるので、「しっかりタンパク質を摂る」という意味では、筋力が落ちがちなお年寄りや低栄養の人にはいいかもしれません。

◎ 「炭水化物ファースト」

△ 「ベジファースト」

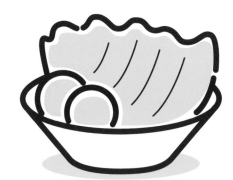

△ 「ミートファースト」

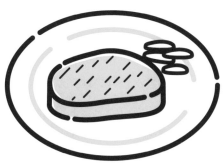

12 「糖質制限」「炭水化物カット」は太る食事法!

「糖質制限」や「炭水化物カット」がブームとなり、糖質や炭水化物が目のカタキにされている風潮がありますが、これは大きな間違いです。

あえて言いますが、**糖質制限は結果として"太る食事法"です!** 実際、私のもとには糖質制限をしたせいで太ってしまった多くの人から相談が寄せられています。

もともと**糖質制限は、糖尿病の人のための食事法です**。糖質を抑えると、明らかに血糖値が下がりますし、体に蓄えられていた糖分が抜けるので、1〜2週間で体重が数kg落ちます。

また、主食(白米などの炭水化物)を食べなくなることで総カロリーが減り、数カ月かけて体重はさらに減っていきます。

つまり、糖質制限で体重が減ることは事実です。

ではなぜ、私はこれを"太る食事法"だと言うのか?

そもそも糖質とは筋肉を動かすエネルギー、つまり生命活動の元となるとても大切な栄養素のひとつです。いくら脂質でカロリーをカバーしたとしても、糖分が足りないと、体は「エネルギー不足」と判断します。

エネルギー不足の状態になると、代謝で消費するカロリーを抑えて、体は「省エネモード」になります。さらに、エネルギー不足を感じた体は食欲増進の指令を出すため、食べ過ぎを招いてしまいます。

代謝が下がった状態での食べ過ぎの結果がリバウンドです。つまり、糖質制限による体重減少は一時的なものであり、結果としてリバウンドがつきもののうえ、体重が以前より増えてしまう恐れがあるのです。

質カット、炭水化物カット

↓

ネルギー不足

↓

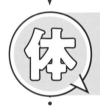が消費カロリーを抑える
（代謝の低下）

↓

エネモード

↓

食べ過ぎると
リバウンドに

◯米を食べてきた日本人は太っていたか？

「糖質＝炭水化物」と思っている方もいるかもしれませんが、厳密に言うと少し違います。

炭水化物は、糖質と食物繊維が合わさった栄養素のこと。食材としては米、イモ類、小麦などがあり、それらを原料としたパンやパスタ、うどんなども炭水化物に分類されます。

そもそも日本人は、世界的に見ればやせていて健康度も高いことで知られています。大半の人は朝昼晩3食食べていますし、炭水化物（ご飯）も毎食食べてきた歴史もあります。それを考えたとき、「ご飯が太る原因」だとする見方は、間違いではないかと私は考えています。

私自身、数年前に糖質制限を試したことがあるのでよくわかるのですが、糖質や血糖値は、実はダイエットの問題としては優先度が低いものです。たとえば、**食後に血糖値が上がったとしても、カロリーが余っていなければ、脂肪は増えない**からです。

体重の増加に一番大きな影響を与えるのは、摂取カロリーと消費カロリーの収支です。血糖値やインスリンは、それに影響する一要素に過ぎず、その数値はそれほど気にすることはありません。健常の人であれば、人体に備わった「ホメオスタシス（生体恒常性）」が機能して、上がった血糖値を正常値に戻してくれるからです。

糖質制限ダイエットをしている人たちは食後血糖値の上昇を気にしますが、もし**血糖値が上がっていなくても、摂取したカロリーが消費カロリーを上回れば、それは脂肪としてたまっていくわけです。**

また、私たちは何かを禁止にされると、反動でそれに対する欲求が強くなる心理作用があります。「ダメ！」と言われると、逆にやりたくなったという経験、ありますよね。

糖質制限をすると、「糖質を食べたらダメだ」という思いが、逆に糖質への欲求を強めます。**甘いものが好きな人が糖質禁止をすると、結局は反動で甘いものを食べ過ぎてしまうので注意が必要です！**

ダイエットに一番向いている食材は「ご飯」

改めて言うまでもないことですが、今「糖質制限ダイエット」が流行っています。「糖質を多く含む炭水化物は太る元凶で、血糖値も上げて健康によくないので控えめに」ということでしょう。

しかし、それは誤りです！

私たちの主食である代表的な糖質（炭水化物）の食品には、ご飯（白米）にパン、パスタ、そば、うどんなどがあります。その中でも一番敵視されているのがご飯（白米）です。しかし、**炭水化物の中で一番ダイエットに向いているのがご飯だと私は考えています。**意外ですか？

その理由のひとつは、ご飯はカロリーが低いのに満足感が高い食べ物だからです。**ご飯を食べて血糖値がある程度上がると、脳は「栄養が満たされた」と判断して食欲を下げます。脳は食事に満足するので、余計な間食をしなくなり、結果としてトータルカロリーを下げることができるのです。**

もうひとつの理由は、ご飯は炊くときに水をたっぷり吸い込んでいるということがあります。そのためお腹にずっしりとくるので、ほかの炭水化物より腹持ちが良いのです。

つまり、低脂質で低カロリー、食物繊維も豊富で、お腹にたまるご飯は、まさにダイエット向きの優秀な食材だといえるでしょう。

逆に肉や魚といったタンパク質源となる食材は、満足感が低い割にカロリーが高いので、ダイエットには不向きです。

「ご飯はどれくらいまで食べていいですか？」

ダイエット指導をしているとよく受ける質問です。

「グラムとか考えなくていいから1食で茶碗1杯を食べてください」

それが私の答えです。茶碗1杯で約150g。成人なら1食で最低でもこれくらいは食べたほうがよいでしょう。

糖質制限の流行によって、炭水化物よりタンパク質を重視する風潮があります。しかし、やせたいならご飯を食べなさい——それが正解です。

◎パンはご飯よりカロリーも脂質も多い

一方で、パンは水分を蒸発させているので、同じカロリーでも重量が軽く、満足感が低い割には脂質が多めです。

白米とパンの100g当たりのカロリーと脂質は、白米は156 kcalで脂質0.3g、食パンは248 kcalで脂質4.1gと大きな差があります。

とはいえ、パン食中心ではやせられないなどということはありません。**同じ量ならご飯のほうが満足感は高くなりやすく、カロリーも低いというだけのことです。**

パンは腹持ちが悪く満足感が得られにくいので、ついつい間食しがちになります。そこさえ注意すれば、パンを主食にしても問題ありません。

また、洋食になるとどうしてもおかずに脂肪分の多い食材が増えてしまいます。ご飯だと和食中心になりやすく、糖分が多くなるものの、全体として見れば脂肪は少なくなります。ご飯であれば栄養バランスがいい食事が自然と摂りやすくなるので、やはりご飯がおすすめですよ！

◎ご飯とパンの栄養

食品成分		エネルギー	水分	たんぱく質	脂質	炭水化物	灰分	食塩相当量	重量
	単位	kcal	g	g	g	g	g	g	g
穀類/こめ/[水稲めし]/精白米/うるち米		156	60	2.5	0.3	37.1	0.1	0	100
穀類/こむぎ/[パン類]/角形食パン/食パン		248	39.2	8.9	4.1	46.4	1.4	1.2	100

出典：日本食品標準成分表2020年版（八訂）

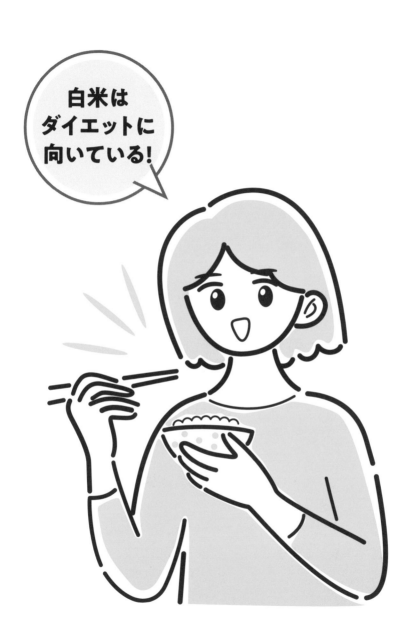

14 「1日2食」「1日1食」はデメリットだらけ

「やせるためには食べ物を減らせばいい。いや、いっそ食べなければいい」

そうした乱暴な考えから、1日1食または2食にしたり、あるいはたまに断食するという人もいます。数あるダイエットの中でも「食事断ち」系ダイエットは、日々体に入るエネルギーを大幅に減らすわけですから、消費エネルギーが変わらなければ、やせると思います。

ただ、これも継続できなければすぐに元に戻るだけです。

◉1日2食だと栄養素を十分に摂れない!

食事の回数を減らすようなダイエット法の大きな問題は二つあります。まず、そもそも日本人の女性は血糖値が下がりやすい傾向があります。そのため、食事を抜くダイエットによって低血糖になってしまう人がとても多いのです。

低血糖になると、エネルギー不足から食欲が増して、逆に食べ過ぎたり、代謝が下がるリスクがあります。

もうひとつの問題は、**1日1食あるいは2食にしてしまうと、体が必要とする栄養素を十分に摂れないケースが出てくる**ということ。

「三大栄養素」として知られる炭水化物、タンパク質、脂質はもちろん、それらを効率的に働かせるためのビタミンやミネラルも体に入ってこなくなるので、さまざまな不調に襲われてしまう可能性が高まります。

◉メリットよりデメリットが多いダイエット法とは？

　結局のところ、食事の回数を減らすメリットはあまりないように思います。**食事の回数を減らすくらいなら、それぞれの食事の量を減らして3食きちんと摂るほうがいい**と思います。2食分の量で3食に分けて食べると、2食にするのと同じだけやせることができます。

　体調を崩すデメリットに比べてメリットがなさ過ぎるので、わざわざ試す必要がないダイエット法だと私は思います。

　体に入ってくるカロリーを制限し過ぎると、生きるために必要なエネルギーが足りなくなるので、脳から「何か食べろ！」という指令が出るのが正常の反応です。

　体を動かすエネルギーがなくなれば、死んでしまいます。生物としては、生き残るために食べ物を求めるのは当然のことです。

　食事断ち系ダイエットは、どこかの時点で反動が一気に来てドカ食いしてしまい、結局のところリバウンドしてしまいます。そんな経験、お持ちの人も多いかもしれませんね。

✕ 食事の回数を減らす　　　**◯** 1回の食事の量を減らす

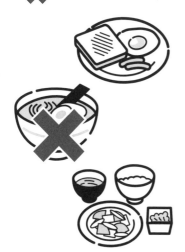

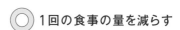

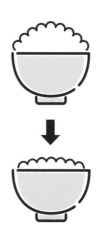

15 断食からのリバウンドに要注意

　過激なダイエット法として、一定の期間、自分の意志で食物を食べない「**断食（ファスティング）**」があります。やせることだけではなく、食べないことで内臓を休ませ、健康や若さの維持、デトックス、免疫力アップなどを目的として実践されている方も多いようです。

　また、1食を野菜やフルーツなどのジュースと置き換えたり、半日だけ断食したり、週末だけものを食べなかったりと、断食よりやや緩い感じで取り組める「**プチ断食**」も関心を集めています。

　私は、断食によって気分転換ができたり、食べ過ぎに対する罪の意識が消えたりするなら、やってもかまわないし、大きな問題はないと考えます。

　ただし、それをやせるために行うのであれば、効果については疑問です。断食をずっと続けていけば死んでしまいますし、断食をやめれば元の体重に戻るだけだからです。

「週1回断食をしないとやせられない」という人がいるとしたら、私はおかしいと思います。それなら、ふだんから少しずつ気をつけて生活していけば、週に1回、苦しい思いをしなくても済むはずです。

　断食などしなくてもいいような体の状態にする——それが食欲コントロールダイエットの目標でもあります。

　もともと食事が乱れている人は、極端に食事を減らしたり断食したりすると、リセットになるどころか、その反動で過食になりがちです。

　やせるための断食は、体への負担が大きいので、総合的に考えると必要はないと私は思っています。やせている人全員が、やせるために週末に断食しているのなら理解できますが、そうではないですよね？

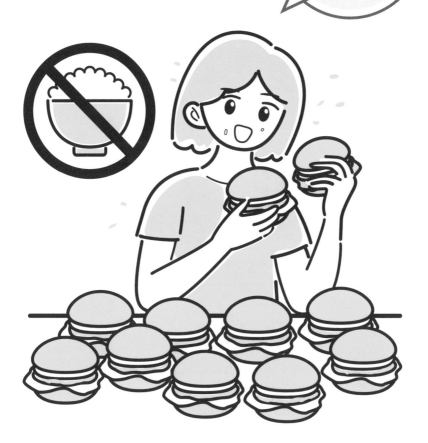

糖質制限も同じです。糖質を摂っていても、健康的にやせている人はたくさんいます。「太るのは糖質のせい」といわれますが、日本人の多くはお米（糖質）を食べているのに、やせている人が多いのはなぜでしょうか。生活習慣を変えることで、糖質を過剰に摂らずに済むようにすればいいのです。

◉ 実験で証明された飢餓状態からの反動リバウンド

　前著『101の科学的根拠と92％の成功率からわかった　満腹食べても太らない体』（SBクリエイティブ）でも述べましたが、ミネソタ大学で行われた「半飢餓実験」という有名な実験があります。

　健康な成人男性に対して、最初は通常食を与え、その後は摂取カロリーを半分に減らして、長期的な半飢餓状態での身体的および心理的影響を調べるという実験でした。**半年後、体重は約25％減少したものの食べ物への欲求が強くなり、体温の低下、呼吸および心拍数の低下など、代謝が落ちる反応が見られました。**また実験後、多くの人が過食や精神疾患を患うようになってしまったのです。

　食事の回数を減らす、断食する、糖質を制限するという従来のダイエットは、この半飢餓実験と同じことをやっているといえます。当然、結果も同じで、一時的にはやせてもリバウンドしてしまい、中には摂食障害や拒食症、過食性障害まで引き起こす人もいます。

　食事制限に限らず、ダイエットの失敗（リバウンド）はハードな運動による減量でも起こります。パーソナルトレーニングジムで短期間で減量した方たちも、数カ月後にはリバウンドして元に戻ってしまうことが多くあります。

　人間の体には、適正体重を維持する仕組みが備わっているため、本来の健康体では肥満に陥ることはありません。何らかの原因で崩れてしまった体の機能を取り戻すことが重要です。

「ダイエットサプリ」は「薬」ではない

「これを飲めば脂肪を燃焼、分解させる」

「脂肪の吸収を妨げる」

「腸内環境を整える」

乳酸菌にポリフェノール、L-カルニチン、緑茶カテキン、大豆サポニン、ブラックジンジャー、サラシア……世の中にダイエット効果をうたったサプリメントが数え切れないほど出回っています。

飲むだけでやせられるなら、こんなに楽なことはありません。

結論から言うと、飲めばスタイルが良くなるサプリメントは存在しません。ダイエットに関心のある方なら皆さんご存じのことだと思いますが、サプリは「栄養補助食品」であって、効き目が実証されている「薬」ではないのです。

ダイエットサプリだけ飲んで健康的にやせるものではありません。あくまで"ダイエットの補助"をする役目を期待されている"食品"なのです。

22年の秋、脂肪の吸収を抑制する「抗肥満薬」が承認されて話題になりましたが、あくまで肥満で苦しみ、命の危険にさらされている人のための薬です。「ワンサイズ下の服を着たい」「二の腕を細くしたい」という方が飲むべきものではありません。

◎いったい何のために食べるのか考えよう!

もしも薬やサプリでやせられるようになったら、あなたならどうしますか? 好きなだけ食べては、高いお金を出して買った薬を飲んで、

やせることを選ぶでしょうか？

　それでは何のために食べているのかわからなくなるような気がします。

　本来、「食べる」ということは、生命活動を維持するため、体を動かすため、外から必要な栄養を摂り入れる行為にほかなりません。せっかく栄養を摂り入れているのに、薬を使って栄養の吸収を阻害するのであれば、「じゃあ何のために食べるの？」と考えてしまいます。

　美食を楽しむために、食べては吐いて胃を空にして、また食べるということを繰り返していた、退廃した古代ローマの貴族の姿をどことなく思い浮かべるのは、私だけでしょうか。

◉ やせない原因はその成分を摂ってないからか？

　サプリや薬を飲む前に考えてほしいのは、そもそも太るのは、サプリに含まれる成分を摂っていないからなのでしょうか？　そうでなければ、食生活を乱すほかの要因があるはずです。それなのに、どうしてそれを無視・放置して、サプリを飲めば問題が解決すると考えるのか、私は不思議に思います。

　サプリ自体は、栄養補助食品ですから摂っても体に害はないと思います。**しかし、ダイエットにおいては、あくまでサブの存在であり、主役ではありません**。太る原因を取り除きつつ、栄養をサポートするという意味では、サプリを飲用するのはありだとは思います。

　たとえば、緑茶に含まれているカテキンは、脂肪燃焼効果が非常に高いといわれています。そうであれば、わざわざ高いお金を払ってサプリを買うのではなく、緑茶を飲めばいいのです。

　サプリに頼るのではなく、有効成分は食品で無理なく摂取することをおすすめします。緑茶がどうしても苦手だとか、カフェインを摂りたくないという方は、サプリで摂るのもひとつの方法ではあります。

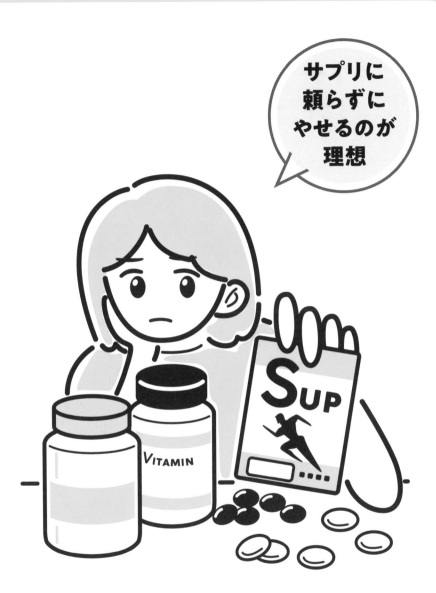

たまに自分を甘やかせる「チートデイ」は体に大きな負担がかかる

　いくら素敵なボディを手に入れるためとはいっても、食べたい物を我慢してばかりいてはストレスがたまり、やせるモチベーションも下がってしまいます。我慢が限界に達して、ダイエットを途中で挫折してしまった経験がある方も多いですよね。

　そこで、最近提唱されているのが「チートデイ」を取り入れたダイエットです。

◯チートデイは必要ありません!

　チートデイの「チート(cheat)」とは「誤魔化す」「だます」という意味の英語で、**チートデイを訳すと「(体を)だます日」**となります。

　食事制限や運動によるダイエットを始めると、順調に落ちていた体重が減りにくくなる「**停滞期**」がやってきます。そのときに、食事制限を無視して「好きなものを好きなだけ食べていい日をつくろう」という考えがチートデイです。

　ダイエットを始めて摂取カロリーが減ると、食料が手に入らずに飢餓状態になったと体は思い込み、生命維持を優先するために代謝を少なくしてしまいます。それがまさに停滞期です。そこで、あえて一時的に摂取カロリーを増やす日をつくることで、「今は別に飢餓状態ではないんだよ」と体にメッセージを送るわけです。

　栄養を十分に摂取してだまされた体はふだん通りの代謝に戻り、それをきっかけに停滞期から抜け出して、再び効率よく減量が進められる──これがチートデイの考え方の基本です。

チートデイで定期的にエネルギーを補い、基礎代謝が低下することを防いだうえで、不足していた栄養素も埋め合わせできるので、前に書いた半飢餓状態の実験のような危険性は少ないと思われます。

週末だけ食べ物を減らそうという「プチ断食」と真逆の考えのチートデイですが、あまりおすすめできないダイエット法です。

運動でも同じですが、ふだん1日1000歩ぐらいしか歩かない人が、週末だけ急に1万〜2万歩も歩くようにしたら、体に大きなストレスがかかるのは想像がつくと思います。

たとえば週6日間はカロリーを抑えた食事をして、週末だけはドカ食いするチートデイを設けた場合、どう考えても体に大きな負担がかかるのは目に見えています。**「今日はチートデイだから」**と、横文字で格好つけて言っていても、**実質的にダイエットのストレスからの「やけ食い」と変わりありません。**チートデイとはいえ、やるからには栄養管理は必要です。

◉急に大量の糖分が入るとどうなるか

糖質制限などをしていて、長らく日常的に糖質を全然摂っていない人は、血糖値があまり上がらないようになっています。

血糖値が上がれば、普通はホルモン(インスリン)が対応するのですが、糖質を摂らないとインスリンの出番がほとんどない食事をしていることになります。

それなのに、**ある日突然、糖分をドッと摂ったら、体はびっくりしてうまく対応できず、血糖値が急激に上がり過ぎてしまいます。**こうしたことを繰り返すことは、体にいいことだとは絶対にいえません。

何度も言いますが、あまり過激なことをやらず、適度にバランスよくというのが、健康的なダイエットを続けるコツです。

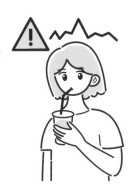

18 筋肉が消費する エネルギーは たったの20%

　私たちの体は、何も意識することなく常に心臓が動き、呼吸もして、体温も維持しています。もちろん、このときにもエネルギーが消費されているわけですが、このように生命を維持するために最低限必要なエネルギーのことを「**基礎代謝**」といいます。

　もし、基礎代謝の量が大きければ、ボーッとしていてもエネルギーが体の脂肪からたくさん使われることになる——こうした考えから、最近のダイエット界では基礎代謝を上げる方法がいろいろと取り上げられています。そして、基礎代謝の中でも一番エネルギーを消費する「筋肉」に注目が集まっています。

　何もしなくても、筋肉さえついていれば、どんどんカロリーを消費してくれるというなら、筋肉をつけない手はありません。それが本当なら、好きなものを我慢せずに躊躇なく食べられますね。

　そのため、皆さんプロテインを飲んだりジムに通ったりして、筋肉をつけようとする傾向が目立ってきました。

　しかし、残念ながら、この考えも正しいとはいえません。**一生懸命ジム通いをしている方をガッカリさせるかもしれませんが、筋肉を増やしても皆さんが思っているほど大きな影響はありません。**基礎代謝で消費するエネルギーのうち、筋肉が消費する割合は全体の2割くらいなのです。

●筋肉をつけるのは、健康な体にしてからの話

　筋肉は確かにカロリーを消費する器官です。そんなエネルギーを大

食いする筋肉を増やす一方で、エネルギーの元となる体脂肪を減らしてやせていくというのは、体の中でエネルギー不足の状態をつくり出し、極論を言えば、死に向かうのを後押しするような行為といえます。

必要以上の筋肉は、ムダにエネルギーを消費してしまうので、体にとっては厄介者以外の何物でもありません。そのため、ちょっと使わなかっただけですぐに筋肉は落ちていきます。

ただし、運動しなくなっても、健康な状態であれば現在の生活に必要なだけの筋肉はそのまま残ります。つまり、それが一番正常な状態だといえます。

パーソナルトレーナーによるダイエットが話題を集めたことで、SNSなどでも、「筋肉をつければ基礎代謝がどんどん増えてやせることができます！」のような投稿が目立ってきています。

私としては、ジム通いは、普通に生活して標準的な体重になってからの次のステップだと考えています。基本ができてから、体づくりをするべきです。

もちろん、運動することによって健康意識が高まり、生活が改善してやせることもあるので、運動はしないよりもしたほうがいいとは思います。しかし、「運動しないとやせられない」というのは普通ではありません。

健康でさえいれば、特別に運動しなくても標準体型を保てます。 逆に言うと、太っているのはどこか不健康なところがあるという証拠になります。まずは健康になることが第一で、筋トレで体を絞っていくというのはその後でいいと思います。

私は、運動ありきのダイエットはやめたほうがいいと考えています。まずは健康な体にすること——これが最重要です。とくに、太っている人は体が硬くて、筋トレをできるような状態にないかもしれませんね。

理想の体を夢見ていきなり筋トレを始める前に、体のコンディションを整えるほうを優先させてください。

19 肥満の本当の原因は「意志の弱さ」ではなかった

　従来のダイエット法では、「食べる量を減らす（カロリー摂取量を減らす）」「運動をする（カロリー消費量を増やす）」のどちらか、あるいはどちらも行って、カロリー収支をマイナスにするのを目的としていました。

　そして、マイナスになった分を体についた脂肪を燃焼することで補ってもらい、結果としてやせていく──という考え方を基本としています。

　しかし、そんな安直な引き算が成立するほど、人体のメカニズムはシンプルにはできていません。

　人が食べ過ぎてしまったり、代謝が悪くなって太ってしまったりする本当の原因は「脳」にあります。本来は、適量を食べたら「これ以上食べるな」と正しい指令を出すはずの脳の機能が、何らかの理由で乱れているのが太ってしまう最大の原因なのです。

　乱れてしまった脳の機能を治そうとせず、ただ摂取カロリーを減らしたり消費カロリーを増やしたりするだけでは、短期的にやせることはできても、必ずリバウンドしてしまい、延々とダイエットを繰り返すことになります。本当に時間とお金のムダだと私は思います。

◉健康体であれば食べ過ぎも体重増加も起きない

　私たち人間には、気温や気圧、場所や時間など環境が変化しても、体温や血糖値、血圧、免疫など体内の状態を一定に保つ「ホメオスタシス（生体恒常性）」という機能が備わっていることは前述しました。

本来、この機能は食欲や体重に関しても一定に保とうと働きます。つまり、健康体であればホメオスタシスが機能して、食べ過ぎることもなければ、体重が増えることもないのです。

　しかし、現代社会では常にストレスにさらされ、働き過ぎや寝不足、偏食、不規則な生活などによって、ホメオスタシスに狂いが生じています。

　ということは、**太ってしまう根本的原因は、食欲、体重を自動で正常値に戻してくれるホメオスタシスが機能不全を起こしているからに**ほかなりません。

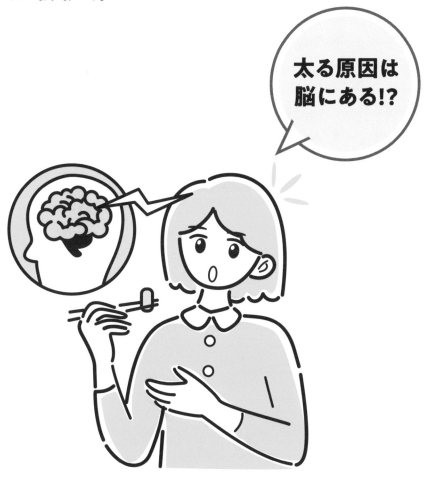

太る原因は
脳にある!?

● ダイエットに失敗するのは意志が弱いからではない！

　従来のダイエット法が失敗してしまう原因は、体重を減らすことだけにこだわり、人間の体に備わったメカニズムを見ようとしてこなかったことにあります。

　そうしたダイエット法では、体に無理を強いることで栄養バランスの乱れを引き起こし、食事や行動の制限・禁止によって、さらなるストレスを生み出します。それがさらにホメオスタシスを狂わせ、余計に暴飲暴食へと駆り立ててしまいます。

　結果として、新しいダイエット方法やダイエットグッズに飛びついては途中で投げ出し、何度もダイエットを繰り返す人生を送るハメになります。

　これまでに何度もダイエットを繰り返してきた方は、食欲を制御できない自分の意志の弱さに、数え切れないくらいタメ息をついてきたことでしょう。でも、**食欲や体重をコントロールできないのは意志の弱さではなく、乱れた生活習慣によって狂わされたホメオスタシスのせい**だったのです。

　まずはホメオスタシスが正常に働く健康な体＝太らない体にすることでしか道は開けません。とはいえ難しいことは何もないはずです。当たり前のことを当たり前にやるだけで大丈夫です。

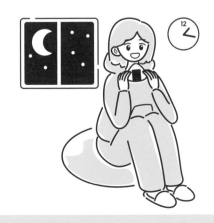

あなたが
「なぜか太る」理由は
これ!

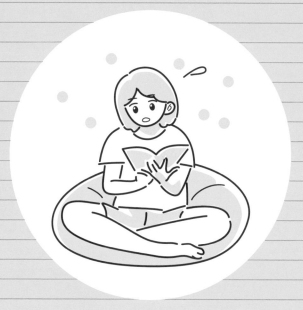

20 人は本来、太らないようにできている

　たとえば、友人と高級ホテルのランチブッフェに行って、ついつい食べ過ぎてしまったとします。その後、夕食の時間になってもお腹が空かず、「今日は晩ご飯、食べなくていいかな？」と思って夕食を抜いたり、軽く終わらせたというような経験がある方もいるのではないでしょうか。

　また、夜にお酒を飲んで食べ過ぎた翌朝に、なかなか空腹にならなかったという経験があるかもしれません。

　中には、お腹は空いていなくても、決まった時間に必ずご飯を食べるという人もいるでしょう。しかし、上記のように**食べ過ぎたときは、無理に食べる必要はまったくありません。**

　なぜなら、お腹が空いていないというのは、体がそれ以上のエネルギーを求めていないというサインだからです。

　これも、食欲や体重を一定に保とうとする「ホメオスタシス」が働いて、体が正常値からはみ出さないように調整しているのです。

　体重が増えそうになると、食欲が落ちて代謝が上がり、体重がそれ以上増えないようにする反応が起こります。食欲が減ることで摂取カロリーは低く抑えられ、その一方で代謝が上がることで消費カロリーは高くなり、元の体重に戻そうとするのです。

　でも、体がせっかくそういう反応をして、それ以上のカロリーを求めていないのに、習慣として食べてしまったらオーバーカロリーに。それを続けていると、言うまでもなくポッチャリまっしぐら──。

　ただし、食べ過ぎたからといって、すぐにそれが体脂肪となって体にたまっていくわけではありません。

お腹が空いていないのに
決まった時間に食べる

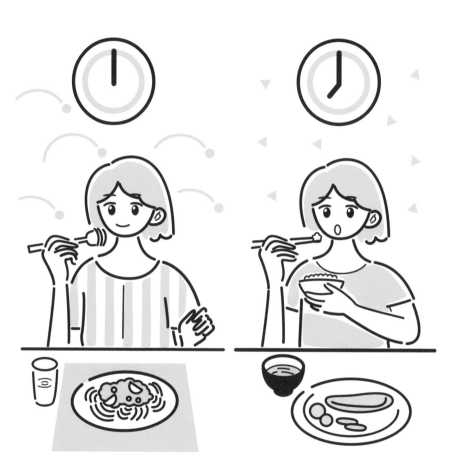

● エアコンの自動運転モードのような機能がある

「体重は本来、増えないようになっている」

これが、私がさまざまな文献を調べ、研究を重ねた末に出した結論です。人にはその人なりの最適な体重があって、そこからはみ出そうになったら、体が勝手に調整して一定の値に保つような機能があるのです。

もしあなたの最適体重が50kgだったとしたら、食べ過ぎて52kgまで増えたとしても、本来であればホメオスタシスが働いて、体重が自然と50kgに戻るようになっているのです。

ホメオスタシスの働きは、エアコンの自動運転をイメージしてもらえればわかりやすいと思います。たとえば、エアコンで室温を25℃に設定したとします。屋外の気温が上がって室内も暑くなってくると、エアコンから自動的に冷風が出てきて、室温を25℃に保とうとしてくれます。

逆に外が寒くなって、室温も下がってくると、エアコンは自動的に暖房に切り替わって、温風を出して室温を調整します。

これと同じようなことが人体の中でも起こっていて、**血糖値や血圧、心拍数、そして体重や食欲も、上がったり下がったりしても、その人の最適な値に戻してくれるのです。**

「それならどうして私の体重は増えっぱなしなの？」

そう疑問に思った方もいらっしゃるでしょう。これもエアコンでたとえると、自動運転機能が壊れてしまったと考えるとわかりやすいでしょう。

屋外が暑くなってきて冷風が出てくるのはいいのですが、設定温度の25℃を下回っても冷たい風が止まらず、室内がキンキンに冷えてしまうようなものです。

食欲も、正常であれば「あ〜もうお腹いっぱいだ」と体が感じて、それ以上食べたくなくなるのですが、ホメオスタシスの機能が壊れていると、ついつい食べ過ぎてしまうのです。

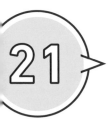

自分の体の機能が正常かどうかのチェックポイント

ダイエットというと、「頑張って努力しないとやせられない」ものだと思っている人がほとんどではないでしょうか。

でも、人間の体は正常値以上に体重が増えたときには正常値に戻るように食欲が抑えられ、正常値以下にまで体重が減ったときには正常値に戻るように食欲が増すように、本来はコントロールされています。

つまり、**体のメカニズムを考えると、人間の体は簡単に太ることもやせることもできないようになっているのです。**

「いやいや、そんなことない！ 私は簡単に太れる！」

まぁ胸を張ることではないですが、そう反論する方もいるでしょう。でも、もし本当に簡単に太ってしまうのであれば、ホメオスタシスが狂っているはずです。体重が正常範囲からはみ出たときに、何とか正常範囲内に戻そうとする力が弱ってしまっているから、体重が増えてしまうのです。

◯ やせるには「我慢」も「努力」も必要ない

体重調整のホメオスタシスが正常に働いている人の特徴は次の通りです。

- 食後に必ずしもアイスなどのデザートを食べなくていい
- たまには甘いものが食べたくなるが、いつもではない
- 食後に動けなくなるほど食べ過ぎることはない
- 間食はほとんどしない
- ラーメンは単品で満足できる

これに当てはまる人であれば、お腹具合に合わせて食べていくように気をつけていくだけで太ることはありません。

つまり、ホメオスタシスが正常に機能している状態では、自分の"体の声"に従って食べていれば太ることはありません。菓子パンやケーキ、揚げ物などを我慢する必要はなく、**定期的に断食したり、カロリーを計算してデザートを辛抱する苦しみからもサヨナラできるのです。**

人間の体は、正常の状態であれば、努力や我慢をすることなく、太らないようになっているということは、太っている人は体が正常な状態ではないということになりますね。

◯ ホメオスタシスが機能していないために起こる現象

体重調整のホメオスタシスが正常に働いていないために起こる現象は次の通りです。心当たりはありませんか？

- **お腹がいっぱいなのにケーキやアイスを食べてしまった**
- **毎朝、甘いものが食べたくて仕方ない**
- **お腹がパンパンになるまで食べないと満足できない**
- **ご飯をきちんと食べても、いつも何かを食べたいと考えている**
- **ラーメンは単品では物足りなく、チャーハンや餃子を頼んでしまう**

こうしたケースに当てはまるようであれば、体重調整に関わるホメオスタシスが狂っている可能性が高いので、ダイエットの前に心身ともに健康を取り戻すことが大切です。

人間は習慣として続けてきたことを変えるのはハードルが高いと感じるものですが、変えてしまえばそれが新しい習慣となります。現在の食事に対して、「なんであんなに食べていたのだろう？」と思える日がきっと来ますよ。

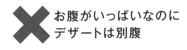 お腹がいっぱいなのに
デザートは別腹

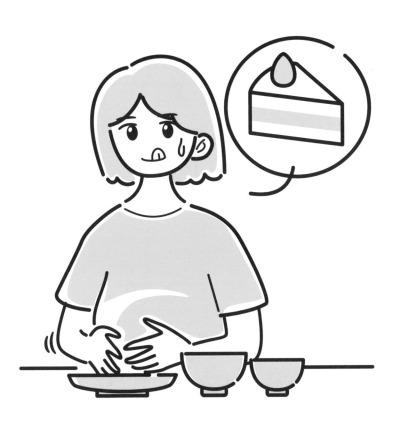

食欲は「意志」で
コントロールできない

　実際にダイエットを始める前に、どうして食べ過ぎてしまうのかを考えることが重要です。

「意志さえ強ければ、食べ過ぎることはないのでは？」

　そう思ってはいませんか？　本当に食欲は意志でコントロールできるのでしょうか。

　確かに「食べる」という行為そのものは自分の意志でやろうとしないとできないものですが、「**食欲**」は**自分の意志とは関係なく生まれてくるものです。**基本的に「お腹が空いた」「満腹になった」という感覚は、体が自然につくり出すものです。

◯ 食欲が乱れる原因がわかっていますか？

　食欲も、血圧や心拍数などと同じだと考えてください。血圧の場合、周りの環境や自分の行動によって常に変動しています。でも、それは意志の力とはまったく関係ありません。心臓は黙々と血液を全身に送り出し、血圧は一時的に大きな増減があっても、しばらくすると正常値に戻ります。

　食欲もまったく同じです。体の状態が整っていれば、「お腹が空いた」「満腹になった」という反応を起こしますが、それは自分の意志でどうにかなるものではありません。しかも、もしたまたま食べ過ぎたとしても、体重は正常の範囲で調整されていきます。

　でも、ストレスがかかり過ぎたり食生活が乱れたりすると血圧も正常範囲から上に超えてしまいます。同様に食欲も、生活習慣が乱れる

と正常範囲を超えてしまって、体重が増え過ぎたり減り過ぎたりするのです。

これを直していくためには、そもそも食欲を乱している原因は何なのかを突き止めることが大切になってきます。

血圧が高くなった場合、塩分の摂り過ぎなのか、寝不足だからなのか、あるいはストレスなのか、人によって原因がまったく違います。食欲も、乱れた原因は人それぞれであり、けっして意志の問題ではありません。

そう聞くと、ちょっとは安心できるものの、やはりある程度の自制をしなければ食べ過ぎちゃうのではないかと心配ですよね。

でも！　食欲を乱している原因をしっかり突き止めて、食欲コントロールしていけば、自然に食べ過ぎはなくなります。

◉毎日甘いものを食べたくなる状態は異常です！

「食欲は意志とは関係ない」と言われても、どうしてもチョコレートがやめられない、ケーキがやめられないという人もいるかもしれませんね。やはり、それには原因があります。もしかしたら寝不足かもしれませんし、ストレスかもしれません。

あえて言わせていただくと、毎日ケーキを食べたとしてもやせることはできます。ただし、毎日ケーキを食べたくなってしまうのは異常な状態だと私は考えています。

ファストフードでもケーキでも、ダイエットしている人からすると「食べると太るから避けている」というような食べ物でも、私は毎日食べても太らないようにすることができます。ただし、それを毎日食べたいと思うことはないですし、そう思ってしまうのは普通ではありません。

何か食欲を崩してしまっている原因が絶対にあるので、それを見つけるのがダイエットの第一歩です。

23 食欲コントロールの乱れを無視したダイエットは失敗する

　これまで、食事内容を工夫したり、食べるものを制限したり、特定の運動を行ったりと、いろいろなダイエットを試してきた方も多いでしょう。ただ、「食欲のコントロールを重視したダイエット方法」はなかったはずです。

　ダイエットがうまくいかない理由のひとつとして、「食欲コントロールを無視している」ということがあります。

　食欲のコントロールが乱れたままだと、間違いなくダイエットは失敗します。かりに体重が減ってきたとしても、食欲を意志で無理やり抑えつけていた場合、いつか必ず限界が来て、ドカ食いしてしまうでしょう。

　「食欲のコントロールが乱れている」というのは、「必要以上に食べ過ぎてしまう」状態だと言い換えることができます。

　食欲が正常にコントロールされていれば、体に必要な分だけ食欲が湧き、もしも必要以上に食べてしまった場合には食欲が落ち、次の食事の量を減らすなどの調整が自然に起きます。

　体を動かすため、生きていくためにはエネルギーが必要となります。そのためには、エネルギー源となる食物を体に摂り入れなければなりません。

　たとえば、仕事が忙しくて、朝食と昼食を食べる暇がなかったとしましょう。当然、遅くとも昼過ぎにはお腹が空いてくるはずです。これは、前の日の夕食から体にエネルギー源が補給されていないことで、活動に必要なエネルギーが不足しているために起こる食欲です。体がエネルギー不足を感じて「エネルギー源（食べ物）を補給しろ」という

指令を、食欲として発しているのです。

　逆に食べ過ぎた翌日の朝には、食欲があまり湧かないはずです。これは、食べ過ぎてエネルギー源が余っているため、体が「これ以上エネルギー源は要らない」と判断して、食欲を落としているためです。

　食欲のコントロールが乱れていると、こうした当たり前の現象が起こらなくなります。

　たとえば、太らないようにアイスクリームを我慢していて、頭では「アイスは食べ過ぎないほうがよい」と理解しているにもかかわらず、ついついアイスを一気に２つも３つも食べてしまったなどというのは、食欲コントロールが乱れている例になります。食欲が乱れていなければ、アイスを食べたとしても１つで済んだはずです。

◯ 食欲コントロールの乱れをチェック

　無理な食事制限をしていると、ちょっとした食欲が我慢できなくなったり、頭ではダメだとわかっているのに衝動的に食べ過ぎてしまったりということが起こり得ます。

　食欲コントロールが乱れているわかりやすい主な症状は、以下の通りとなります。

- 食事をしっかり食べているのにお菓子も毎日食べてしまう
- 食べないほうがよいと頭ではわかっているけど、冷静な判断ができずに食べてしまう
- 何かのきっかけで糸が切れたように食べ過ぎてしまう
- 「美味しいから食べる」というより、「味がわからなくなっているのに詰め込んでいる」

　この状態のままでは、いくら食事制限や運動でやせようとしても無理、いや無謀です。一時的に体重が減ったとしても、必ず我慢の限界が来て食べ過ぎてしまい、確実にリバウンドすることでしょう。

24 食欲の コントロールが整えば 食べ過ぎることはない

食欲のコントロールが乱れている状態について先に述べてきましたが、そもそも「食欲のコントロールが整っている」とはどのような状態なのでしょうか？

それは、「衝動的に、また必要以上に食べ過ぎない」状態です。何度も言いますが、体は生きるために必要な分のエネルギーが確保されるように食欲を調整しています。

そのため、食欲が正常にコントロールされている場合、**活動に必要なエネルギーが補給されたら、自然と食欲が落ち着く**ようになっています。

たとえば、食事を腹八分目でやめられたり、あるいはお菓子をおやつで食べたとしても少しの量で満足できたりするのは、食欲がコントロールできている証拠です。

食欲のコントロールが整っていれば、ちょっとのお菓子や果物が引き金になって、必要以上に食べ過ぎてしまうことはありません。

このように、**食欲のコントロールが整っていると「食べ過ぎないように我慢しなければ」とわざわざ意識しなくても、自然と食べ過ぎてしまうことはなくなります**。

●食欲は意識してコントロールできない

すでに述べた通り、食欲は自分の意志ではコントロールできません。

ふだんの生活を思い返してください。「そろそろご飯の時間だからお腹を空かせよう」と考えて、食欲を湧かせる人はいないはずです。

自分の意志とは関係なく、前の食事からある程度時間が経つと、自然と「お腹が空いてきた」と感じるものです。

　また、お腹が空いているのに、「自分は今お腹いっぱいだ！」と言い聞かせたところで、食欲が落ち着くことはありません。自分の意志ではどうにもできないことですから、どれだけ我慢しようと頑張っても、空腹感が治まることはないはずです。

　これは、**意識的にコントロールできない「血糖値」や「ホルモン」によって、食欲がコントロールされているため**です。

　血糖値やホルモンの分泌を自分の意志でコントロールなんてできるわけがありませんよね。ということは、どんな人であっても、食欲を無理やり抑えるなんてできないのは当たり前なのです。

◉禁止にされると食べたくなる「脳」のメカニズム

　私たちは**何かを禁止にされると、反動でそれに対する欲求が強くなる心理作用がある**ことはすでに述べた通りです。

　自分が「これを食べたら絶対に太っちゃう！」と思い込んでいる食べ物、たとえばそれがピザだとすると、ダイエットを始めたときに「ピザだけは食べちゃダメ！」と強く思ってしまいます。

　そうすると、「本当は食べたいけれど、我慢しないといけない」と脳内で変換され、最終的には「自分はピザが大好きだ！」にすり替わってしまうケースがよくあります。

　しかし、食欲コントロールダイエットを始めると、「私、なんであのとき、あんなにピザが好きだったのかわからないです」と言うようになる人がほとんどです。

　人間の脳の特性として「ダメ」だと思うとものすごく意識して、気がつくとそのことばかり考えてしまうのですが、実際は大好物ではなかったなんてことがよく起こります。面白いですね。

目的は
ダイエットを"卒業"
すること

　食欲コントロールダイエット法は、「食事制限なし」「禁止食品なし」「激しい運動なし」の減量法です。

　「そんな夢のようなダイエット法があるの！」とびっくりされるかもしれませんね。食欲コントロールダイエット法は「太るか、太らないか」を決める生活習慣にアプローチすることで、「必要以上に食べたくなくなる状態を自然とつくる」ことを目的としています。

　そのために、太る根本的な原因を取り除くことが何よりも大切だと考え、脳のホメオスタシス（生体恒常性）にアプローチする方法を考案しました。そして、これが身につくと、ただやせるだけでなく、リバウンドとは無縁で、ずっとやせた状態をキープし続けていくことができるのです。

　人体の仕組みから考えると、「食事制限はしてはダメ」、「禁止食品はつくってはダメ」、「激しい運動はしてはダメ」なのです。なぜならば、それらはホメオスタシスに悪影響を与えるからです。

　食欲コントロールダイエットは、食べる量を変えることなく、食べるものの質や食べ方にほんの少しの工夫をしていくだけです。意外とハードルが低くて、拍子抜けされるかもしれませんね。

●ダイエットは禁煙と同じ!?

　ダイエットというと、「今度の夏までに○kgやせる」というように、「期間」を決めて取り組んでいくのが一般的ではないでしょうか。

　でも、私が提唱する食欲コントロールダイエットは、「ダイエット

◯ リバウンドせず
　　やせた状態をキープする

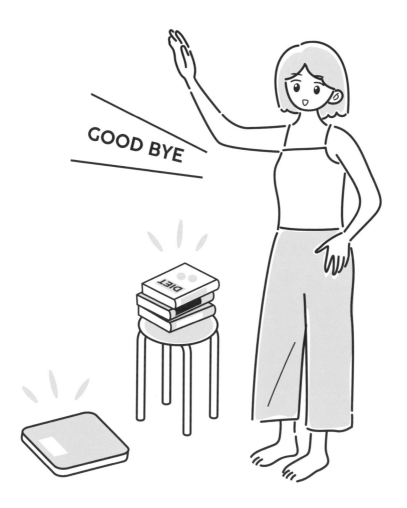

GOOD BYE

を卒業する」ということを目的としています。目的は単なる減量ではないということ。目先のやせることだけを目的にしてしまうと、たとえ一度やせたとしてもリバウンドして、またダイエットして……の繰り返しになってしまうからです。

　私の考えるダイエットはそうしたものではなく、**一回やせたらもうそこでダイエットを"卒業"するべきもの**だと考えています。

　禁煙を思い浮かべてもらえればわかりやすいかもしれません。一度禁煙に成功したら禁煙を"卒業"するのが当然で、何度も繰り返すのは禁煙ではありませんよね。

　ダイエットも同じで、やせることに成功したら、その状態をずっとキープしていくという意味で「ダイエットを卒業」するのは当然です。卒業ができないダイエット法は、リバウンド前提の減量法に過ぎません。また、どんな方法であろうと、ダイエットに成功したとしても、ストレスがない、あるいはずっと調子がいい人というのはなかなかいないのは事実です。**そこで、調子が悪くなったときに「どうしてこうなってしまったのだろう」という"考える力"をつけておくのが大事**です。

　食欲コントロールダイエットというのは、その考える力を身につけてもらうための方法です。つまり、「やせる」「体重を落とす」のが目的ではなく、自分の体と向き合うための方法なのです。

◉「食事制限」とはまったく違います

　食欲コントロールダイエットは、名前からして「食事制限」と混同されがちですが、まったくの別ものです。

　食事制限は、食欲を我慢して意志の力で抑えようとするものです。一方、食欲コントロールダイエットは、**「なぜ食べ過ぎてしまうのか」の原因を考えて、それを解消することで自然と食べ過ぎないようにすることが主な目的**となっています。違う言い方をすると、自然と必要以上に食べたいと感じない状態にするのが狙いです。

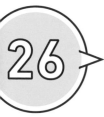

ストレスとリバウンドのない 健康体を目指す

食欲コントロールダイエット法では、人間の体は「健康になっては じめてやせることができる」という考えを基本としています。

世の中に出回っているダイエット法のほとんどは、健康や体への負 担は無視して、とりあえずやせること、数値としての体重を減らすこ とだけを目標としているようです。

これまでのダイエット法でも体重は減っていくかもしれませんが、 食べたい欲求が抑え切れないほど高まり、体の調子もどんどん悪く なって、途中で挫折するか、リバウンドしてしまうかのどちらかでしょ う。

ダイエットに取り組み始めた当初はやる気があるので頑張れますが、 我慢や無理を強いる方法ではなかなか続きません。やりたいことをや らない、食べたいものを食べないという行動は、精神的に大きなスト レスとしてのしかかってきます。

そうすると必ず反動が来ます。そうならないようにするためにも、 まずは健康な状態になることがとても大切です。

◯BMIは単なる目安に過ぎない

自分が太っているのか、やせているのか、それを判断するのはあく まで主観です。しかし、客観的には太っているのかやせているのか、 何か目安がほしいということで開発されたのが「BMI（Body Mass Index）」という体格指数です。

健康的な体重は人それぞれ違っているので、太っているかどうか一

律に線引きはできませんが、BMIの数字は参考にはなります。

　適正な体重はBMIでいうと19から22の間ぐらいですから、かなり幅があります。

　自然に生活して健康的な状態にあって、BMIが19の人もいれば20の人、22の人もいます。とくに努力をしていなくてもやせている人もいます。自分の適正体重に関しては遺伝的な要因が大きいようです。

　何も22の人は19にしなければいけないわけではありません。ただ、22を超えている場合はダイエットを考えてもいいかもしれません。22を超えていても、すごく健康で、快便で食べものも美味しいとか、あるいは何も気にならないのだったら、無理にダイエットする必要はないでしょう。

　さすがにBMIが25以上の肥満になると病気のリスクが上がるといわれていますから、健康的な人生を送るためにはダイエットしたほうがいいと思います。

　体重や食べ物を何も気にせずに生活していてBMIが22くらいであれば、少し生活に気をつけるだけで、数値を減らすことは難しくないはずです。

　もし、生活を見直してもBMIが22というのであれば、たぶんどこかに問題があると思われます。生活を見直して、何も気にせずに22でいられる体をつくっておきたいものです。

　◯BMI（Body Mass Index）：**体重と身長から算出される肥満度を表す体格指数のこと**

$$\text{BMI} = 体重\text{kg} \div (身長\text{m})^2$$

158㎝で50kgの場合……**50kg÷(1.58m)^2≒20**

何もせずに
BMIが22を目指す！

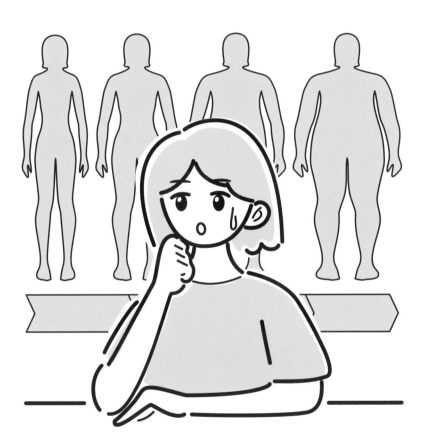

いきなり「太め」から「細め」は無理！まずは「太め」から「普通」に

　もし今BMIが25を超えているとしたら、どのくらいに下げたいと思いますか？　「どうせダイエットするなら、20くらい？」なんて、虫のいいことを考えてはいませんよね。

　いわゆる「美容体重」（BMI値18で、見た目がスリムな体重）といわれる、かなり細めの体重にしたいのであれば、その前にBMI値が25未満（18.5以上）の「普通体重」にしてからの話です。

　それなのに、なぜか多くの人は太った状態から一度ニュートラルな状態（普通体重）に戻すということをせず、いきなりマイナス（美容体重）を目指してしまいます。

　まずはニュートラルの状態——何も気にせず普通に生活して、健康的でいられるちょうどいい体重——を目指すのが第一ステップです。

　普通体重になって安定してから、ようやく無理なくやせていける段階に踏み出せるのです。

　食欲がコントロールできない状態で、しかも便秘や生理不順の症状を抱えたまま、食事を我慢して体重を落とそうとしても、いずれ失敗します。

　このような場合、**食事を制限する前に、まずは便秘を改善して体の状態を良くすることが先決です。そうするだけで食欲も自然と落ち着いてきて、普通体重の範囲内に収まっていくものです。**

　そして、食事に気を遣ったり激しい運動をしたりすることなく、普通体重で無理なく生活できるようになってから、ようやく頑張って美容体重を目指してもいい段階になったといえます。

○ まずは便秘を解消しよう!

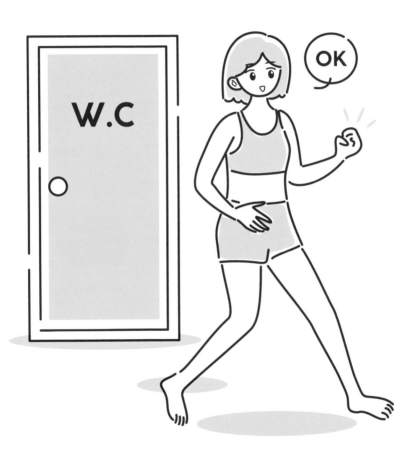

●50年前、ダイエットの概念はなかった

　一昔前の日本人のデータを調べてみると、特別な努力をすることもなく、やせている人が多かったようです。

　厚生労働省の「国民健康・栄養調査」によると、男性（20歳以上）におけるBMIが25以上の肥満の割合は、1976年には約15％だったのが、**43年後の2019年には33％と倍増しています**。

　『およげ！たいやきくん』『ペッパー警部』が大ヒットした1976年（昭和51年）は今ほどダイエットが一般的ではなく、カロリー計算によるダイエットや糖質制限などをやっていた人はほぼいなかったことでしょう。

　もちろん、現在ほど食の欧米化が進んでおらず、高脂肪・高カロリーの食事も一般的ではなかったというのは大きな要因です。

　いずれにせよ、ダイエット情報があふれていて、多くの人がダイエットにいそしんでいる近年よりも、肥満率が低かったというのは事実です。

　一昔前の日本人はホメオスタシス（生体恒常性）がきちんと機能していたため、カロリー制限や糖質制限などをしなくても、自然にスリムな体型を維持できていたのではないか――私はそう考えています。

●まずは普通体重を目標に

BMI値〈体重kg÷（身長m）²〉	40以上……肥満（4度）
	35以上40未満……肥満（3度）
	30以上35未満……肥満（2度）
	25以上30未満……肥満（1度）
	18.5以上25未満……普通体重
	18.5未満……低体重
身長158cmなら	肥　　満：62.4kg以上
	普通体重：46.2〜62.4kg
	適正体重：54.9kg
	低　体　重：46.2kg未満
適正体重＝（身長m）²×22	160cmなら……56.3kg

参考：日本肥満学会　肥満度判定基準

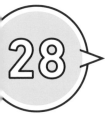

「ウチは太る家系だから」は本当？

「ウチは『太る家系』だからやせられない」

「親きょうだい全員太ってるからダイエットは無理」

ダイエットに挫折した人がよく言う典型的な言い訳です。家系を見ると肥満体型の人が多いために、「努力してもやせるわけがない」と、そもそもダイエットを諦めている方もいるようです。

逆に、何も特別なことをしていなくても、細い体型の人もいますよね。そうした人はみんな遺伝的に「太らない体質」なのでしょうか？

太ることに、どれくらい遺伝が関わっているのか、調べた研究があります。理化学研究所によると、**日本人の体重に遺伝子が影響している割合は30%**だといいます。

30%という数字が多いのか少ないのか何ともいえませんが、逆に言うと、**肥満の原因の70%は後天的な生活習慣によるもの**だということ。

つまり、「親が太っているから自分も太っている」というのは、太る遺伝子を親から受け継いでいるというよりも、太っている人（親）と食事内容や生活習慣が同じだから太ってしまったと言い換えるべきでしょう。

また、太る遺伝子を持っていたとしても、必ず太るわけではありません。後天的な環境要因が大きく関わるのですから、肥満の遺伝子を持っていなくても、生活習慣次第では肥満になる可能性が高いといえます。つまり、誰でも太ってしまう可能性はあるのです。

「食欲コントロールダイエット法」では、太るか太らないかを決める70%の要因を占める"生活習慣"の改善にアプローチすることで、「自

然と必要以上に食べたくなくなる状態」をつくることを目的としています。

◉ 子どものときの食生活や生活リズムが体重に影響する

　妊娠しているときの食事や授乳した時期の母親の栄養状態で肥満になりやすい度合いが変わるという「DOHaD仮説」があります。

　DOHaDとは「Developmental Origins of Health and Disease」の略で、**「成人になってからの健康や特定の病気へのかかりやすさは、胎児期や出産直後の環境、栄養状態の影響を強く受けて決定される」**という考え方です。

　たとえば、母親が妊娠中に炭水化物を制限する食事をすると、子どもが9歳になったときの肥満率が高くなるなどの具体的な例が報告されています。

　これは一見、"遺伝"のようですが、遺伝子レベルの話ではなく、母親の生活習慣によって肥満になるということ。つまり、後天的な環境要因により肥満になるという可能性の高さを示していることになります。

　また、幼少期の食生活や生活リズムは体重に影響することは想像がつくでしょう。毎日不規則な時間にカップラーメンや菓子パンを食べて育った子どもと、毎日決められた時間に栄養バランスに配慮した食事を食べて育った子どもでは、前者のほうが太りやすくなるのは当然ですよね。

　先に遺伝による肥満が30%であると述べましたが、逆に考えると、**全体の70%の人は、いま太っていたとしても、やせられるチャンスは大いにある**ということにもなります。

　もし、いま現在太っている、あるいはこれから太ってしまったとしても、けっして親のせい、遺伝のせいにしないでくださいね。もうダイエットから逃げる言い訳はなくなりましたよ！

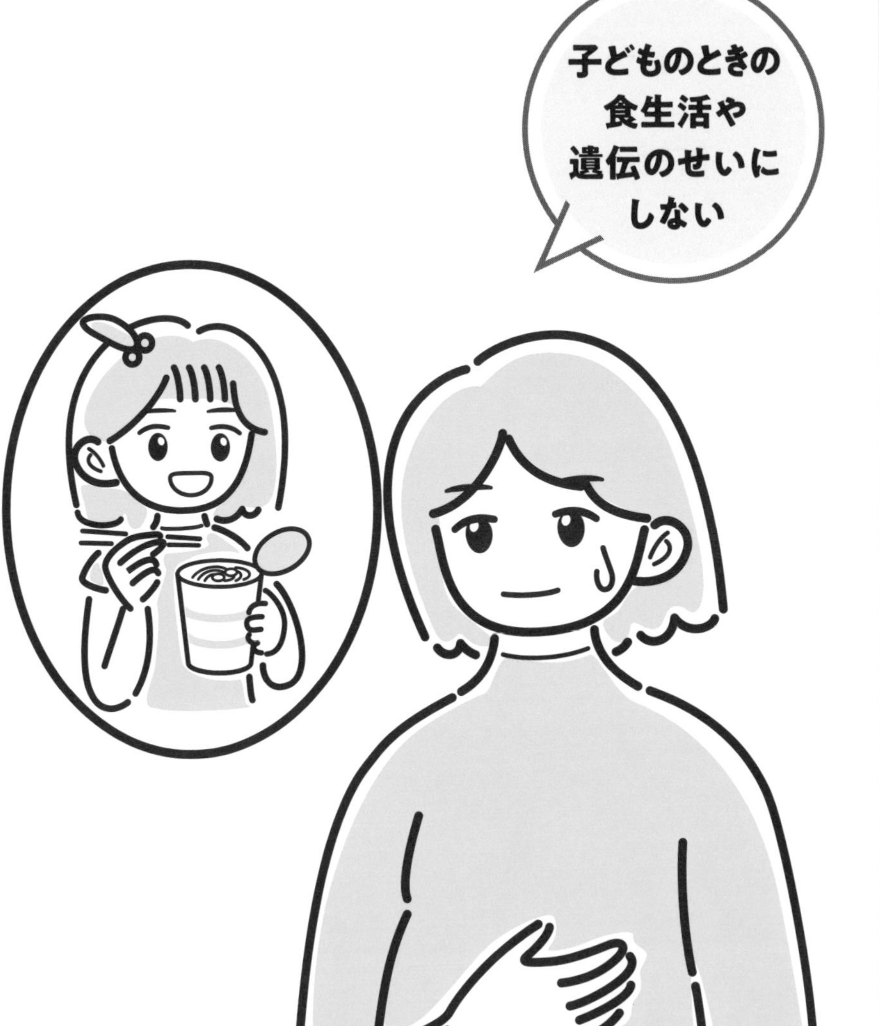
子どものときの
食生活や
遺伝のせいに
しない

「自律神経」と「ホルモン」に注目

食欲コントロールを身につける——つまり、ホメオスタシス（生体恒常性）を正常に働かせて、努力しなくても太らないような体をつくるためにはどうすればいいのでしょうか？

その鍵となるのが、「**自律神経**」と「**ホルモン**」の2つです。

まずは自律神経についてですが、そもそも神経というのは脳から全身に網の目のように張りめぐらされ、体からの情報を集めて対処している器官のことをいいます。神経は末梢神経と中枢神経に分けられ、このうち末梢神経は「体性神経」と「自律神経」の2つに大きく分けられます。

体性神経は手足などを動かす神経で、自分の意志でコントロールできます。一方、**自律神経は内臓や血管、汗腺、消化腺など、意識的に動かすことができない組織の活動をコントロールしています。**

血圧や体温、発汗など、意図的に上げたり下げたりできる人はいないですよね。私たちが生きていくうえで、いちいち「心臓を動かそう」と思わなくても、自動的（自律的）に機能してくれるのが自律神経です。

もうひとつの「ホルモン」ですが、焼肉屋さんなどで食べられるホルモン（内臓肉）と混同してはいけません。ここでいうホルモンとは、内分泌臓器や組織でつくられ、血流に乗って細胞に届けられて、体の働きを調整する大切な化学物質を指します。

先に、血糖値を下げる「インスリン」というホルモンについて触れていますが、ホルモンも自律神経同様、無意識下でコントロールされています。

私たちの体の中では、自律神経とホルモンが互いに協力し合って、

常に連動しながら働くことで命を長らえさせています。どちらかだけ
でコントロールされていると、それが変調をきたしたときにすぐ反応
ができなくなります。そのため、安全弁の意味も兼ねて、重要な反応
は自律神経とホルモンが連係してコントロールするような仕組みに
なっているのです。

◎ 自律神経とホルモンが整えば「食欲」は思い通りに

たとえば、血糖値が正常値を大きく下回った場合、自律神経が反応
して分泌されたホルモンが肝臓に働きかけ、血糖値の低下を食い止め
ます。

逆に血糖値が上がり過ぎた場合も同様に自律神経が反応してホルモ
ンが分泌され、それが肝臓や筋肉に作用することで血糖値を上昇させ
ます。

**このように、体内の状態が基準値から外れたとき、自律神経とホル
モンの2つによって、正常範囲に戻すホメオスタシス反応がコント
ロールされているのです。**

この機能は、体重（食欲）に対してもまったく同じように働き、無

意識下で自律神経とホ
ルモンの2つで調整さ
れています。

そのため、このホメ
オスタシス機能が正常
に働くようにさえすれ
ば、特別な意識をする
までもなく、太らない
ようにすることができ
るのです。

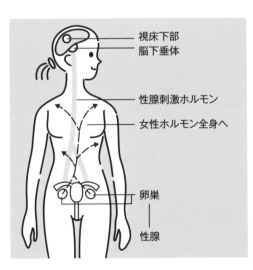

視床下部
脳下垂体

性腺刺激ホルモン
女性ホルモン全身へ

卵巣

性腺

頑張らずに
食事の量を減らせて
減量もできる

　体重に影響しているのは、摂取カロリーと消費カロリーの収支バランスと述べました。

　「摂取カロリー＞消費カロリー」になると、体内で余ったカロリー（エネルギー）が脂肪に形を変えて体にたまるため太ります。

　逆に、「摂取カロリー＜消費カロリー」になると、不足した分のカロリーは体の脂肪を分解してエネルギーとするためにやせます。

　一般的なダイエットは、食事制限や運動によって、摂取カロリーを減らすか消費カロリーを増やすかして、減量させるのが狙いです。

　確かに数字のうえではこうした計算は成立しますが、人体はそれほど単純ではないので、こうしたダイエットの考え方は現実的ではありません。そもそも、摂取カロリーも消費カロリーも意識的にはコントロールできない自律神経とホルモンによってコントロールされているという視点が欠けています。

　たとえば、食欲を抑えるホルモンが体内で増えれば、食欲は下がって摂取カロリーは減ります。また、**自律神経のひとつで、体を興奮させる「交感神経」が働くと、胃腸の活動が抑えられるため食欲は下がり、摂取カロリーは少なくなります。**

●カロリー調整は関係なかった！

　これまでのダイエット法は、摂取カロリーや消費カロリーは頑張って調整するものだという考えに基づいて構築されています。

　今まで我慢を重ねてそうしたダイエットをしてきた方をむなしい思

いにさせてしまうかもしれませんが、これまでの考えは間違っていた
と言わざるを得ません。

　食欲は自律神経とホルモンによってコントロールされており、いく
ら我慢しようが無理をしようが、それらは意志の力でどうにかなるも
のではないのです。

　逆に言えば、自律神経とホルモンを整えれば、苦労することなく食
欲はコントロールできます。それが「食欲コントロール法」の真髄です。

◉ 自然と食欲が抑えられる!

「無理をしなくても食欲が抑えられるなんて信じられない!」

　そう思われて当然です。私のSNSを見たり、指導を受けたりすると、
みんな最初は同じ反応をするものです。

　でも、多くの人は時間が経つにつれて、

「本当に頑張らないでも食べる量が減ってきて、体重も落ちた」

「健康的にやせるから、太りづらい体になった」

**「腹八分目で自然と満足できるようになったので、体重は落ちてい
るのに我慢している感覚がまったくない」**

　と変化を実感されてい
ます。

　食欲が抑え切れずに悩
んでいるなら、ぜひ自律
神経とホルモンを整える
「食欲コントロール法」
に取り組んでみてくださ
い。

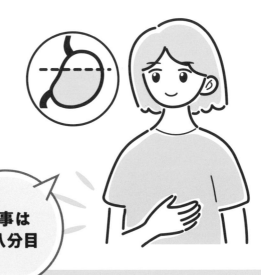

食事は
腹八分目

「糖質制限」で起こる糖新生が肥満を招く

　栄養バランスが良い食事をしていれば、自律神経とホルモンのバランスが整い、食欲が安定して自然と食べる量が少なくなります。

　逆に栄養バランスが悪いと、自律神経とホルモンのバランスが崩れてしまい、いくら頑張って食事量を抑えようとしても食べ過ぎてしまいます。栄養バランスはそれほど食欲にとっては重要な要素となります。

　その前提で考えると、ご飯やパンなどの炭水化物を制限する「**糖質制限**」は、**自律神経のバランスを崩す典型的な栄養バランスの悪い食事法になります。**厳しい食事制限に比べれば、主食を食べない代わりに主菜、副菜は好きなだけ食べられることから人気がありますが、食欲コントロールという点から考えると間違った食事法です。

　糖質制限をしてご飯（白米）を食べないと、血糖値が下がってしまい（低血糖）、エネルギー不足で体が動けなくなるリスクが出てきます。

　そうならないように、人間には体内で糖分をつくり出すシステムが備わっています。それが「糖新生」という仕組みです。

　糖新生とは、体内にあるタンパク質や脂肪を原料にして、肝臓で糖分がつくられるというものです。

　体にたまった脂肪をエネルギーとして使ってくれるのですから、やせたい人にとってはありがたいシステムですよね。糖質制限は、まさにそこを狙ったダイエット法です。

　でも、そんなに都合よくやせていくものなのでしょうか？

◎糖新生が過剰だと自律神経のバランスが崩れる

厳しい糖質制限をすると、体は最低限の血糖値を保とうとして、糖新生が必要以上に起こってしまうことがあります。

実は糖新生には自律神経が関与しており、**糖質制限のせいで常に糖新生が起こっている状態だと、自律神経が乱れてしまう恐れがあるのです。**

糖新生は、本当なら食べ物が手に入らない状態のときに起こる反応です。血糖値が下がると、とくに脳の働きに重大な影響が及ぶので、体は食べ物を何とか探そうと頑張ります。すると自律神経の中の交感神経が優位になることで体が興奮し、糖新生を促して血糖値を上げていくのです。人類が生き延びるために身につけたシステムなんですね。

たとえば、すごく空腹を覚えたとき、眠りたくてもなかなか眠れませんよね。その理由は体内で糖分不足となり、体が糖新生で糖分を補って血糖値を上げようとしているせいです。つまり、交感神経が優位な状態になっているので、寝るどころではなくなっているのです。

このように、**糖質制限のために糖新生が過剰に行われると、交感神経の働きが強くなるので、自律神経のバランスが崩れてしまう**ことになります。

いくら脂肪がエネルギーに変換されて使われようとも、自律神経のバランスが崩れてしまっては、ダイエットがうまくいかないのは当然ですね。

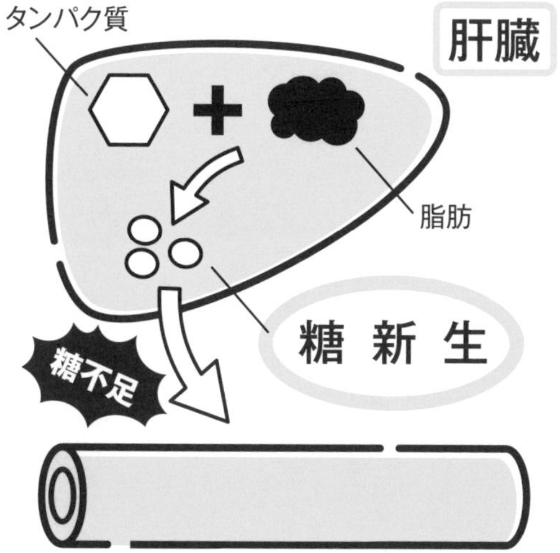

タンパク質
肝臓
脂肪
糖新生
糖不足

本来日本人には太る能力がないはず

一般常識的には、食べ物から摂取したエネルギーは運動や代謝で消費されていきますが、余った分のエネルギーが「脂肪」に変えられ、体にたまっていくと考えられています。つまり食べ過ぎ、カロリーの過剰摂取（オーバーカロリー）が太る原因だとされています。

でも、実際はそんな足し算引き算で脂肪がつくわけではありません。これまでも述べてきたように、「**人間の体は本来、太らないようにできている**」わけですから、**太る根本的な原因はホメオスタシスの乱れにあるといえます**。オーバーカロリーは、あくまで太る仕組み、現象を説明しているに過ぎないのです。

運動を取り入れたダイエットでは、「有酸素運動で脂肪を燃やす」というような言い方をしますが、食事制限にしても運動にしても、体についた脂肪を減らすことがターゲットにされています。

目のカタキにされている脂肪ですが、生命活動をしていくうえで必要となる「燃料」だと考えていいでしょう。ちなみに、「カロリー」という言葉は熱量（エネルギー）を表す単位のひとつです。

体を動かすエネルギー源となるものはタンパク質、脂質、そして炭水化物（糖質）の３つがあり、これを「三大栄養素」というのは先に触れました。体を動かすエネルギーとなっているのは脂質だけではないことを覚えておいてください。

脂質は、体を動かすエネルギーとして働くほか、細胞や皮膚、髪の毛、体内ホルモンなど、体をつくる役割も果たしています。何も食べた脂質がそのまま体にたまっていくわけではないのです。

人間は、食べ物にありつけないときに備えて体に脂肪をため込む機

能があり、実際に何も食べ物が手に入らないときには自分の体の脂肪から使っていきます。それが先に取り上げた「糖新生」です。まさにラクダのコブのようなイメージで、いざという場合には食料なしで長い間生きることができます。冬山での遭難事故などにおいても、男性よりも皮下脂肪の多い女性のほうが生き残れるなどといわれるのはそのせいです。

食事制限や絶食をしてやせるというのは、あえて飢餓状態をつくり出して、無理やり糖新生を起こさせようとしていることです。

◉ 体は必要以上に脂肪をため込まない

お腹周りに脂肪がつきやすいのは、生命を維持する大切な内臓を温めて守ることができ、燃料としても使いやすいからです。

この脂肪が必要以上についてしまっている状態が「太っている」ということになります。

歴史的に飢えと闘ってきた人類の進化を考えると、基本的には脂肪を体にため込もうとするのは間違いありませんが、必要以上に――ラクダのコブのようになるまで、脂肪をため込もうとはしないものです。

アメリカや南太平洋の島国には、体重が200kg、300kgを超えた人もいます。ギネス世界記録に認定された「世界で最も太っている人物」は597kgだといいますが、これは明らかに正常なことではありません。肥満の原因を想像すると、食生活の乱れ、生活習慣の乱れからホメオスタシスが狂ってしまったのでしょう。

それに比べたら、**日本人は太っている人は非常に少ないと思います。ある意味、"太る能力"が日本人には欠けているので、だからこそ過剰な糖分を処理できずに糖尿病になってしまう傾向が強いのではないかと思います。**

いずれにしろ、生活習慣が崩れていなければ、体重も増えることはないのです。

「体脂肪」を極端に減らすと
骨粗しょう症になる

　体についた脂肪の量を表すものに「体脂肪率」があります。これは、体重に占める体脂肪の割合で、身長と体重から導き出すBMIの数値と近い数字が出ますが、別のものです。

　体脂肪率の測り方はいろいろとありますが、体脂肪計で手軽に計測することができます。

　男性アスリートには体脂肪率が10%以下の人もいますが、女性の場合は20〜29%が標準とされています（男性は10〜19%）。

　体脂肪率が標準以上になると「肥満」と判断されます。考えてみると、60kgで体脂肪率が35%の場合、脂肪はなんと21kgも体についていることになります。10kgの米袋2つ分ですから、なかなかの重量ですよね。

　ただ、女性の体はバストやヒップを例に出すまでもなく、男性に比べて基本的に脂肪が多いのが特徴です。それが女性らしい柔らかな体のラインをつくり出しているのは言うまでもありません。

◯ 女性ホルモンを分泌する役目もある脂肪

　また、驚くべきことに、脂肪は女性ホルモン（エストロゲン）を分泌する役目もあります。そのため、極端に体脂肪を減らし過ぎると女性ホルモンの分泌が少なくなり、生理が止まるなどのリスクが高まります。

　どういうことかというと、脂肪が少なくなるという状態は、体を動かすエネルギーの余裕がなくなることを意味しますので、体は心臓や

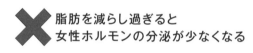 脂肪を減らし過ぎると
女性ホルモンの分泌が少なくなる

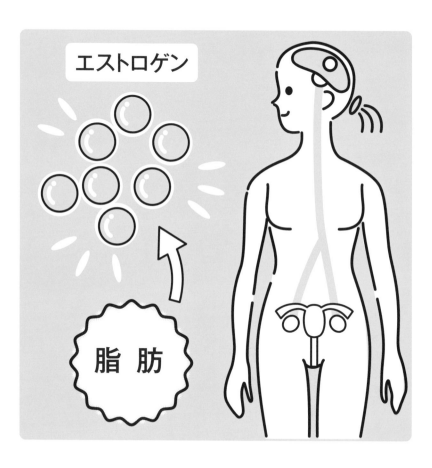

エストロゲン

脂 肪

脳など生命を維持する最低限の働きにエネルギーを優先的に使っていきます。生きるか死ぬかというときに生殖機能は不要だと体は判断して、その働きを止めてしまうのです。

　生理が止まるというのは、「生理を止めないと他の臓器がうまく働かなくなる」という危機的な状況を体が訴えているということでもあります。

◯脂肪はけっして悪役ではない

　体脂肪を減らし過ぎると頭がボーッとしてしまったり、風邪を引きやすくなったり、将来の骨粗しょう症のリスクを高めてしまう恐れもあります。

　脂肪はけっして悪役ではありません。妊娠や出産に備えたり、臓器を守るために役立っている大切な存在なのです。

　脂肪が悪役ではない証拠として、厚生労働省は「体脂肪率が高くても生活習慣病のリスクが高いとはいえない。そのため、メタボリックシンドロームの診断基準に体脂肪率は採用されていない」としていることが挙げられます。

　ただし、体脂肪率と健康障害にはお互いにはっきりとした影響が認められないとはしているものの、「内臓脂肪」が多くなると生活習慣病のリスクが高まると注意を呼びかけています。

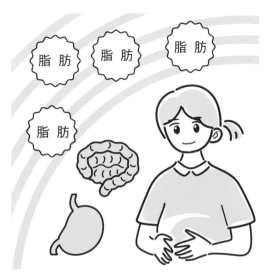

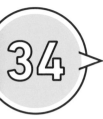

もっとも危ないのが「第3の脂肪」

ダイエッターには敵視される脂肪ですが、生きていくうえでは当然必要なものです。とくに女性だったら最低でも体脂肪率20％前後は必要ですし、男性も10％ぐらいは必要です。

脂肪は体にとって必要なホルモンをつくる器官でもあり、免疫にも大きく関わっています。**脂肪が少なくなれば免疫力は低下し、体脂肪率が高過ぎると免疫機能が暴走する**という研究も発表されています。

体についた脂肪、いわゆる体脂肪には「皮下脂肪」と「内臓脂肪」の2種類があります。

皮下脂肪は、その名が示すように皮下組織につく脂肪のことです。太ももやお尻回り、下腹部など、体につく憎き脂肪のほとんどが皮下脂肪です。

皮下脂肪が増えると、血液中の脂肪（＝中性脂肪）が多くなってしまう「高脂血症」の状態となり、動脈硬化を進行させてしまいます。

内臓脂肪もその名の通り、内臓の周りにつく脂肪です。目に見ることはできませんが、たまり過ぎると代謝機能に影響を与え、脂質異常症、糖尿病、高血圧、そしてこれらが重なったメタボリックシンドロームを招きやすくなります。つまり、さまざまな生活習慣病の元凶だといえますね。

こう聞くと、内臓脂肪がなければいいように思えますが、もちろんそんなことはありません。**内臓脂肪は内臓を正しい位置に保ったり、外界からの衝撃を和らげたり、臓器を保護する役目も果たしています。**

内臓に脂肪がつき過ぎる理由は、食べ過ぎによるカロリーオーバー、加齢による基礎代謝の減少、そして運動不足があります。

◯本来つくはずのない臓器や筋肉に脂肪が!

　脂肪のもうひとつの問題として「**異所性脂肪**」があります。これは、皮下脂肪、内臓脂肪に続く「**第3の脂肪**」といわれ、心臓や肝臓、筋肉など、本来であれば脂肪がつくはずのない臓器や筋肉に脂肪がついてしまうのが特徴です。最近はテレビなどでも「場違い脂肪」という名で取り上げられるようになりました。

　脂肪のたまる順序として、①皮下脂肪→②内臓脂肪→③異所性脂肪と考えられていて、内臓脂肪より異所性脂肪のほうが減らしやすいといわれています。

　でも、皮膚をつまめばわかる皮下脂肪や、お腹がポコッと出てくる内臓脂肪と違って、異所性脂肪はたまっているのかどうかがわかりにくいのが問題です。

　異所性脂肪がたまると、内臓脂肪がたまるのと同じようなリスクがあるだけではなく、**脂肪がついた臓器の働きを低下させる**と考えられているので、注意が呼びかけられています。

　私の考えでは、そもそも体に過剰に脂肪がたまっていくという事態は、体のバランスが崩れているのが原因となって起こっていることです。

　血圧にしても血糖値にしても、本来であれば数値が高くなったら正常値に戻してくれる体の働きがあります。しかし、体のバランスが崩れると、正常に戻す働きが弱くなって、血圧や血糖値が上がりっぱなしになってしまったりします。

　体重もまったく同じで、健康体であれば太り過ぎたりやせ過ぎたりしないように体が自然に調整してくれますが、健康が崩れてしまうとコントロールができなくなっていくのです。

　脂肪が増えることで血糖値や血圧が上がりますが、そもそも体重が増えると体のバランス的には血圧が上がってもおかしくないし、血糖値が上がってもおかしくない状態になるともいえます。お互いに足を引っ張り合っているということです。

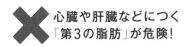
心臓や肝臓などにつく
「第3の脂肪」が危険！

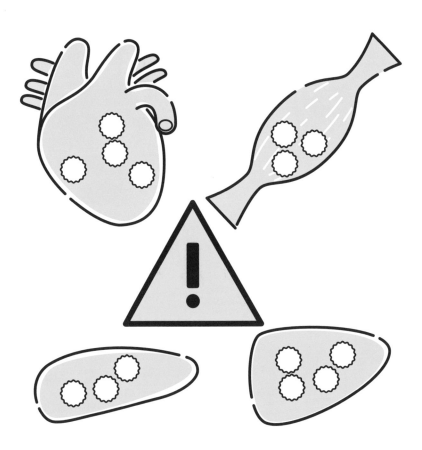

「基礎代謝量」が高ければいいわけではない

「代謝が良いとやせられる」

「太るのは代謝が悪いせいだ」

　そんな言葉を聞いたことがあるかもしれません。ここまでに何度か「代謝」という言葉が出てきましたが、改めて説明しましょう。

　代謝とは、生命を維持するために行われる化学変化とエネルギー変換のこと。簡単に言うと、体内に吸収された栄養素を、体を動かすエネルギーや体をつくる材料に変えていくことをいいます。

　つまり、「代謝が良い」ということは、摂った栄養素、カロリーをしっかり利用できているということであり、「代謝が悪い」とはその逆で、摂った栄養素、カロリーが消費しづらい状態で、余ったカロリーが体についていきやすい状態をいいます。

　代謝が高い人は、もしも食べ過ぎたら、食べ過ぎたことに対して体が反応して、カロリー消費量が上がっていきます。そのため、あまり太ることはありません。

　一方で代謝が落ちている人は、食べる量に関係なく、体が反応しにくい状態にあるといえます。そのため、消費カロリーを上げたり下げたりする調節が起こりづらく、常にカロリー消費は低いままなのでカロリーオーバーになりやすく、結果として太ってしまうのです。

　厚生労働省は性別・年齢別の基礎代謝量の目安を定めていますが、体格を含めて非常に個人差がありますので、私としては本当の代謝の状況を反映した数字ではないと考えています。

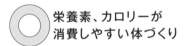
栄養素、カロリーが
消費しやすい体づくり

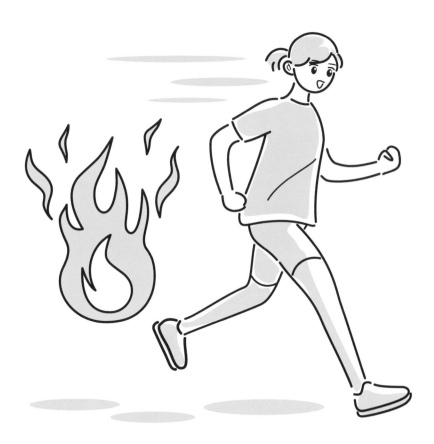

●体重が下がれば代謝量も下がって当然

　基礎代謝量は、身長や体重はもちろん、年齢や性別によっても異なります。ダイエットに関心の強い方なら、基礎代謝量や筋肉量を測れる体組成計をお持ちかもしれません。

　私は、体組成計の数値そのものはあまり気にすることはないものだと考えます。なぜなら、体組成計で測る基礎代謝量は、ほとんどが体重と比例しているからです。**体重が重ければ基礎代謝が高くなるし、体重が低くなれば基礎代謝が落ちるだけです。**

　もちろん、多少は体脂肪率や筋肉量で変わりますが、数値に関しては基本的に体重で決まると考えても間違いではありません。

　私のもとには、「せっかくやせてきたのに、基礎代謝の数値も下がってきています。どうしたらいいですか？」という質問が来ることがよくあります。しかし、**基礎代謝量は体重とほぼ比例しているのですから、体重が減ってきたら基礎代謝量も下がるのは当然のことです。**

　体重が減っているということは、臓器などの働きも少なくなることを意味しています。体中に血液を送るのも少ないエネルギーで済むようになりますから、消費されるカロリー（代謝量）が減るのは当たり前です。

●「筋肉をつけないとダメ」ではない

　筋肉も同じです。筋肉は体を支えるためにあるものなので、支える体重が落ちたら筋肉も減るのが当然のメカニズムなのです。

　最近のトレンドで「筋肉をつけないとダメ」、「基礎代謝が高くないとダメ」というイメージが強過ぎますが、けっしてそうではないことを覚えておいてください。

36 筋肉をつけても
やせるわけではない

「基礎代謝を下げずにやせましょう」「代謝を上げながらやせましょう」

これらもよく言われる言葉です。しかし、代謝を消費カロリーだと単純化して考えたときに、「やせる＝体重が落ちる」ことですから、体が消費するエネルギー量もその分、下がるのが当然です。つまり、**やせながら代謝を上げる（＝消費カロリーを上げる）というのは矛盾しているんですね。**

やせるためにはカロリーをたくさん消費するのがいいと考えがちですが、カロリーを消費するというのは体内のエネルギー不足に近づいていくことを意味するので、体にとってはあまり好ましくはない状況となります。

カロリーを消費するために筋肉を増やそうという考えが主流になりつつありますが、筋肉はエネルギーをたくさん消費します。ふだんほとんど使わない筋肉が必要以上に体についたら、ムダにエネルギーを消費するだけなので、体にとっては邪魔な存在となります。

必要以上についた筋肉を維持するためには刺激を加えていかなくてはいけません。たとえば、大胸筋はベンチプレスをすればつくでしょうが、日常生活で大胸筋をそれほど使う場面はないので、何もしなければどんどん落ちていきます。なぜなら、ムダにカロリーを消費する器官である筋肉に対し、体が**「使わないのだったら減らそう」**と指示をするからです。

摂取カロリーを減らすより、消費カロリーを増やすほうが楽だと考える人が多く、筋肉をたくさんつけようという傾向がありますが、体はムダな筋肉を減らそうとすることを理解しましょう。

● 筋肉量を増やすのは食欲コントロールができてから

私が提唱する「食欲コントロールダイエット法」の根底には、「**消費カロリーを上げたところでダイエットは成功しない**」という考えがあります。

かりに筋肉を増やして消費カロリーが上がったとしましょう。しかし、すでに食欲が乱れている人の場合、消費カロリーが上がるということは体のエネルギー不足を進めてしまうので、それまで以上に食欲が増して、さらなる食べ過ぎが起こってしまいます。

運動して筋肉量を増やすことはいいことです。健康にもいいことだし、太りにくい体をつくることもいいことです。でも、その前段階でやるべきことをやっていない人が筋肉を増やそうとしても失敗に終わります。自分の意志の弱さに腹を立てて、再びダイエットにチャレンジしても結果は同じ、いつまで経ってもダイエットを卒業できません。

ダイエットにおいても、**まずは食欲コントロールができるようになって、とくに運動しなくても太らない体をつくることを先にするべき**であり、体を鍛えて筋肉をつけるのはその後の話です。

もし運動しなくても食欲がコントロールされていれば、やせることはできます。ただ、運動をしたほうが自律神経とホルモンが整ってやせやすくなるので、しないよりはしたほうがいいという程度です。

たとえば、ストレッチは有酸素運動と同じように心身をリラックスさせる効果が期待できます。筋トレは成長ホルモンの分泌を促して、代謝を高くするため、余裕があるならやったほうがいいというレベルです。

ただし、**やせるために激しい運動でカロリーを消費しようとしたり、寝不足なのに無理して運動しようとすると逆効果になるので注意**しましょう。

◯ 過度の運動でなければOK！

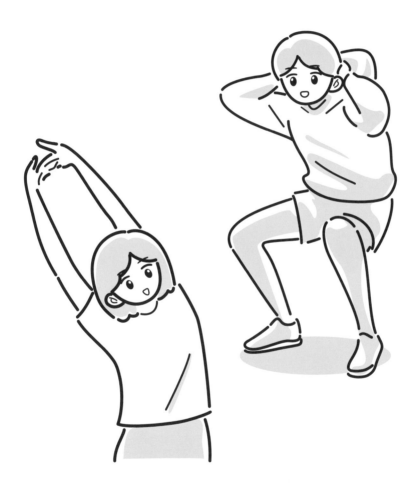

37 ストレスがあなたを どんどんと太らせる

「ストレスを抱えたままだと太りやすい」

そう言われて、頭の中に「？」が浮かんだ方もいるでしょう。

ストレスは目に見えないですし、人それぞれ感じ方が違うので一概には言えないところはありますが、ダイエットの大敵であることは間違いないようです。

人はストレスが加わると、脳からの刺激を受けて副腎皮質から「コルチゾール」というホルモンが分泌されます。コルチゾールは体を興奮状態にすることで、ストレスから身を守ろうとする抗ストレスホルモンです。

たとえば、山道を歩いているときに目の前に熊が出てきたような場合、すぐに逃げられるような態勢——血圧や心拍数を上げてすぐに動けるような状態にならないといけません。そこでコルチゾールが分泌されることによって、緊急避難態勢に入れるのです。

このように、コルチゾールはストレスに対して必要なホルモンではありますが、ずっとストレスがかかってコルチゾールが過剰になると問題が出てきます。**コルチゾールは肝臓での糖新生、筋肉でのタンパク質代謝、脂肪の分解などの働きをします。**コルチゾールの分泌が適量であれば、体脂肪をエネルギーとして燃えやすくしてくれ、同時に血糖値も安定させてくれます。

でも、ストレスなどでコルチゾール値が高まると、体はそれを乗り切るために代謝を遅らせます。すると、体脂肪をエネルギーとして燃やすスピードが落ちてきます。さらに、体がそれをエネルギー不足だと勘違いすると、今度は筋肉（タンパク質）の分解まで促してしまうのです。

コルチゾールの分泌量が増えると、体は食糧が不足していると思い込み、食べ物を見ると大食いする可能性も高まります。しかも、コルチゾールが増えるとふだんよりも多くのインスリンが分泌され、余ったエネルギー（血中の糖）を脂肪としてため込むようにもなります。

◉肉体的なストレスでもコルチゾールが分泌

ストレスが加わり過ぎると、コルチゾールがたくさん出ることでやせにくい体となり、しかも食欲も乱れやすくなってしまいます。

でも、これだけでは終わりません。健康的なダイエットをしていくためには睡眠が非常に重要な要素となりますが、ストレスがあると眠りが浅くなるなど、睡眠に対しても悪影響を及ぼします。

ダイエットをする人にぜひ覚えておいてほしいのは、**体にとっては食事制限も過剰な運動も、長時間労働や過労も、睡眠不足と同じようにストレスだということ**。精神的なストレスでも肉体的なストレスでも、ストレスであることには変わりないので、コルチゾールが分泌されます。

そもそも従来のダイエット方法も、体をあえてストレス状態にさらすようなものです。摂取カロリーより消費カロリーを多くする（アンダーカロリー）ことでエネルギーが足りない状態にして、それを体にたまっている脂肪で補おうとするのは、体に大きな負担を強いる行為です。

しかも、コルチゾールはふだんから出過ぎると、イザというときに出なくなることがあります。日中に体を活動状態にさせるのにも関係しているホルモンなので、コルチゾールの分泌がおかしくなると、朝から体がダルくて起きられなくなったり、最悪の場合はうつになってしまうことも。

ダイエットにおいてストレスは適度にかけないといけないものですが、かけ過ぎてもいけません。ここでもバランスがすごく大事になるんですね。

38 寝ない子は太る、寝る大人はやせる

　寝ることと、太ることの間には一見何の関係もないようですが、実は大きな関わりがあることはご存じでしょうか。「あ〜だらだらと寝てると太るということかな？」と思われたかもしれませんが、むしろ逆。意外かもしれませんが、睡眠不足がダイエットの大敵となるのです。なんと、**平均睡眠時間が短いほど肥満になる確率が高い**という研究結果が報告されています。

　また、睡眠不足は食欲に関わるホルモンバランスを崩すこともわかっています。寝不足になると、食欲を抑えるホルモンが減り、食欲を強めるホルモンが増えるのです。

　私の経験上、**睡眠不足を原因として食欲が乱れたせいで、やせられないという人をたくさん見てきました。そうした人は、睡眠時間を1時間増やすだけで食欲が安定して、スルスルとやせていくことができ**ました。

「寝る子は育つ」ということわざがある通り、睡眠時間が十分な子どもは、スクスクと健康に成長していきます。

　一方で、「寝ない子は太る」という報告も数多くあります。食欲に関するホルモンバランスの乱れ以外に、睡眠中に脂肪を分解する成長ホルモンの分泌が減ることも指摘されています。

　さらに、寝不足によって交感神経が活発となり、血糖値を上げるホルモンが増加することでインスリンの作用が鈍くなって、脂肪がつきやすくなることなどもわかってきました。

● 睡眠時間が短いほど食欲が増して食べ過ぎてしまう

では、大人はどうでしょう？

実は、大人でも睡眠時間が肥満に大きく関わっていることが明らかになっています。**結論としては「寝る大人はやせる」**です。

多くの論文で「睡眠時間が短いほど食欲が増して食べ過ぎてしまう」と結論づけられています。睡眠時間が短いと太りやすいというのは疑いようのない事実であり、睡眠の質もどうやら影響しているようです。

これも私の経験上の話になりますが、**7〜8時間という十分な睡眠時間を取っていても、寝起きが悪かったり、日中に眠くなったりする人は食欲が乱れやすく、やせにくい傾向にあります**。その理由は、眠りが浅いために、睡眠時間が短いときと同じ状態になっているからだと考えられます。

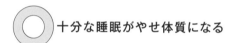

◯ **十分な睡眠がやせ体質になる**

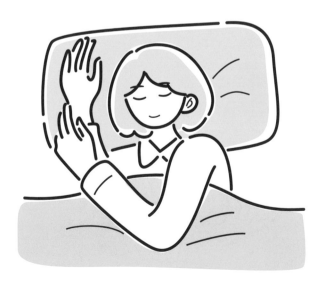

とくに**夜中に目覚める、夢ばかり見る、歯ぎしりがひどい、朝から肩こりがある**といった症状がある人は、**睡眠の質が低くなっている**可能性が高いです。これらの症状は、寝ているときに血糖値が下がってしまっていること（夜間低血糖）が原因だと考えられます。

　人の体には、就寝中は血糖値が下がらないような仕組みが備わっています。しかし、日中のストレスが強かったり、食事制限をして糖質が不足していたりすると、寝ているときに低血糖になってしまいます。

　低血糖になると、体内では血糖値を上げようとコルチゾールがつくられます。ストレスが加わると分泌されるあのホルモンです。

　コルチゾールは肝臓に働きかけて、血糖値を維持しようとします。これは、低血糖という危機的状況から抜け出すためにとても大切な反応です。

　ただ、コルチゾールは血糖値だけではなく、体全体を興奮させるので、目を覚まさせたり、歯ぎしりを引き起こしたりして、睡眠の質を下げることにもつながっていくのです。

　この解消法については、次章でご紹介します。

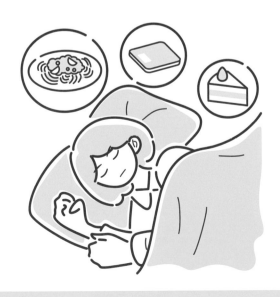

Chapter 3

「ずっと太らない体」をつくる
食欲コントロール法

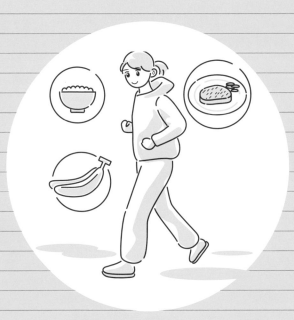

ダイエットに最適な「腹八分目」習慣

「昔から腹八分という言葉がある。腹がいっぱいになると、人間の思考能力は失せ、身体の自由もきかなくなる」

2020年に玉木宏さん、高橋一生さんの主演でテレビドラマ化された白川道の原作小説『竜の道　昇龍編』（幻冬舎）の中のセリフです。

昔から「腹八分目に医者いらず」といわれてきたように、満腹になるまで食べないことが健康の秘訣であり、頭も働くと考えられていました。

お腹いっぱい食べられる人へのやっかみも多少は含まれていたかもしれませんが、満腹というのはいいことではないと昔の人は経験からわかっていたのかもしれません。

とはいえ、誰しも「満腹になってやせる方法はないか？」と考えますよね。満腹になると本当に体に良くないのでしょうか？

1990年に発表された東海大学医学部で行われた実験では、食べたいだけ食べさせたマウスよりも、**食事量を80％に抑えたマウスのほうが1.6倍以上も寿命が長かったという結果**が出ています。その実験ではカロリー制限によって免疫力が高まることも指摘されていました。まさに腹八分目が健康の元なんですね。

また、カロリー制限をしたサルと、自由に食事を与えたサルの健康状態を比べた実験がアメリカの複数の機関で行われ、その結果を照合したところ、**30％のカロリー制限（腹七分目）が「サルの寿命を延ばす」**ことが結論づけられたのです。

人間では、2011年に金沢医科大学が、1日に必要なエネルギー量からカロリー量を25％制限した食生活（腹七・五分目）を7週間続け

る実験を行っています。その結果、"長寿遺伝子"と呼ばれる「サーチュイン遺伝子」がつくる酵素の量が4.2〜10倍に増えたことがわかりました。サーチュイン遺伝子は、体を若返らせ、健康寿命を延ばす「夢の遺伝子」と呼ばれています。

◉ 食べた後にすぐ動けますか？

　腹八分目は健康や長寿に効果的な食習慣のひとつであることはわかりました。私の経験上も、満腹になるまで食べるよりも腹八分目で終わらせている人のほうが、やせやすいし元気な人が多いように感じています。

　ただ、意外と多いのが、「腹八分目の感覚がいまいちわからない」、「腹八分目で終わろうと思っても満腹まで食べてしまう」といった声です。

　実は、これこそ食欲コントロールが乱れている証拠です。腹八分目の感覚で食事が終われれば、人間は太ることはありません。しかし、食欲コントロールが乱れているために、腹八分目を意識していてもできない人が太ってしまうのです。

「腹八分目」といっても、厳密にカロリー計算をして食事量を8割にする必要はありません。「まだ食べられるけどお腹は満たされた」「食べた後も苦しくなくすぐ動ける」という感覚を取り戻せばいいのです。

　中には、何も気にせずに「時間だから」「目の前に出されたから」と食事を取っている人もいます。それが自分に当てはまる場合は、食べる前に「本当にお腹空いているかな？」、食べている最中に「もう満足ではないかな？」と自身の体に問いかけて、自分のお腹具合を意識するだけで、食事の量を減らし、やせることができます。

　お腹をいっぱいにすることだけは譲れなくて、運動などで何とか消費カロリーを増やそうと考えている人もいるかもしれませんが、それはかなりしんどい行為です。だったら、最初から腹八分目にするのが賢明です。

やせたいなら
「ご飯」を食べなさい

　近年、糖質制限が流行っているせいで、肩身の狭い存在となってしまったのがご飯(白米)。「炭水化物は糖質だから太るし、血糖値を上げて健康にも良くないから控えめにしたほうがいい」という考えから、そういわれているようです。

　でも、それはご飯にも当てはまることなのでしょうか?

　私は、ご飯は茶碗に1杯、150gぐらいを毎食食べることをおすすめしています。ご飯は150gで糖質は57.2g、カロリーは234kcalと計算されています。

　「ご飯1膳の糖質量は角砂糖15個分に相当」などという脅し文句もよく見かけますが、確かに計算上はそうかもしれません。

　しかし、ご飯の糖質は主にデンプン(多糖類)で、ブドウ糖や果糖、砂糖のような糖類(単糖類、二糖類)とは違い、**体内で分解されるのに時間がかかるため、食後の血糖値の上昇は緩やかです。**ゆっくりかんで食べれば、吸収のスピードはさらに遅くなります。角砂糖をガリガリと15個も食べるのとはまったく違うのです。

　ご飯は、食パンなどと比べるとかみ応えがあり、満足感を得られやすく、腹持ちがいいのも見逃せません。結果として、間食を抑えて摂取する糖質の総量を減らすことにつながります。ちなみに、食パンは150g中、糖質は72.3g、カロリーは372kcalと、どちらもご飯を上回っています。

　また、ご飯は食物繊維やタンパク質、亜鉛、鉄分、カルシウムなどのミネラル、そしてビタミンB_1などを含んでおり、これらは糖質の代謝を助ける働きがあります。まさに、ご飯はダイエット向きの食品

だといえるのです。

　朝に時間がないからといって、菓子パンやチョコレートなどを食事代わりにする人もいますが、これこそ血糖値を急激に上げるだけです。

◉「ライスファースト」でやせられる!

　野菜から食べる「ベジファースト」は、ダイエットに関心のある人の中では常識になっていますよね。でも、私の経験上、**ダイエット中の人はご飯を最初に食べたほうがやせやすくなります!**

　その理由は、ご飯を先に食べたほうが、血糖値がある程度上がり、体が「栄養が満たされた」と判断して食欲を下げるからです。そうすると食事の満足感が高くなるので、余計な間食をすることも減り、トータルのカロリーを下げることにつながるのです。

　実際、私がこの情報をSNSにアップすると、

「最初にご飯を食べると満足感が全然違います」

「食べる順番を替えて食べる量が減ってやせました」

　という声をたくさんいただきました。「血糖値が上がらないほどよい」という理論は、考え直さなければいけないと思います。

　ベジファーストに慣れてしまっているとご飯から食べるのは抵抗があるかもしれませんが、数週間でも試してみてください。

　糖質制限の影響で「ご飯は食べなくてもいいからおかずを食べなさい」と言う人が増えてきていますが、**食欲コントロールダイエット法としては「おかずは減らしてもいいからご飯は食べなさい」**が正解なのです。

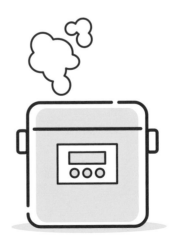

「玄米で卵かけご飯」が最強のダイエット飯

　ご飯（白米）は皆さんの想像以上にダイエットに向いた食材であることがおわかりになりましたでしょうか。

　もし家でご飯を炊いて食べるのであれば、さらにダイエット効果を高める「玄米」をおすすめします。

　白米は、玄米から糠を取り除いた（精白した）ものです。実は、この取り除かれる糠の部分にビタミンとミネラル、食物繊維が豊富に含まれています。具体的には、食物繊維は白米の約6倍、ビタミンEは約14倍、ビタミンB$_1$は約5倍、ビタミンB$_6$は約4倍、ナイアシンは約5倍、マグネシウムは約5倍、カルシウムは約2倍、葉酸は約2倍、玄米には含まれています。

　ある研究によると、**白米を食べた日と比べて、玄米を食べた日のほうが血糖値の上昇が抑えられた**といいます。また同じ実験で、玄米を食べた日のほうがインスリンの値も低くなったと報告されました。これは、玄米に豊富に含まれている食物繊維による血糖値抑制効果だと考えられます。

　また、玄米を食べるにはよくかまないといけませんので、そのことも体にいい影響を与えてくれます。

　"スーパーフード"といえそうな玄米ですが、なぜわざわざその栄養分を削ってまで精白してしまうのか？　それは、玄米を普通に炊くと硬くて、かむのが大変だからです。食べやすさを考えて、お米は精白されるのです。

　また玄米の場合、一般的に丸一日は水に浸してから炊かなくてはならず、精米されたお米のほうが圧倒的に早い時間で炊飯できます。

玄米を炊くのは面倒なんですね。

◉「卵」がご飯に足りない栄養素を補う

　食物繊維やビタミン、ミネラルなどの栄養が豊富な玄米を、さらに栄養アップさせる食材の組み合わせがあります。それが卵！

　卵はご飯に足りないタンパク質を補えるので、**「玄米で卵かけご飯」はダイエットに最適の食品だと言っても過言ではありません。**

　実は、卵にも血糖値の上昇を抑える効果があります。私の生徒さんや知人に卵かけご飯を食べてもらって、血糖値を測る実験をしたことがあります。その結果、本当に血糖値の上昇が抑えられたのがわかりました。

　卵かけご飯が血糖値の上昇を抑えるということに関しては否定的な論文もあることにはあります。でも、半熟卵を食前15分、あるいはご飯と同時に摂取することで血糖値の抑制効果が認められたという別の報告もあります。どうやら、卵に含まれるタンパク質と脂質が血糖値を抑えてくれるホルモンの分泌を促すことが影響しているようです。

　このように、白米のご飯ではなく玄米で、しかもそれに卵をかけて食べることで、必要以上の血糖値の上昇を抑えることができるのです。

　食物繊維やビタミン、ミネラル、たんぱく質を含む卵かけご飯が最強のダイエット食になるというのは発見ですね。

　ぜひお試しください！

42 「パン」は食べ方次第で太らない

　戦後、日本の食卓を大きく変えたものに「パン」があります。買ってきてすぐに食べられる手軽さがあり、保存も楽です。ご飯（白米）のように研いだり炊いたりしなくていい分、忙しい朝などにももってこいの主食です。

　ただし、ダイエッターに限らず、パンに対して「太る」というイメージを持っている人は多いはずです。

　確かに、パンは脂質が多くて水分量が少ないこともあり、カロリーが高い割には満足感が低い食べ物です。腹持ちが悪く、すぐにお腹が減って間食してしまうという声もよく聞きます。

　また、バターやジャムなど脂質や糖分をプラスして食べられるケースが多いですし、付け合わせがベーコンやウインナーなど脂質が多い加工肉になりがちなので、そういう意味では「太りやすい」といえます。

　さらに、小麦に含まれるタンパク質の一種「グルテン」が食欲を増進させ、**「小麦粉をもっと食べたい！」という中毒性を生み出し、摂取カロリーを増やしてしまいます。**

　グルテンは慢性的な不調や肌荒れの原因になるとして、パンやピザ、ラーメンなど小麦製品全般を摂取しない「グルテンフリー」を実践する人も出てきました。こうしたことから、「小麦粉はダイエットの敵」だという認識が浸透しています。

　しかし、食べ方や食べ合わせなどを考えれば、パンを食べながらやせることは難しくありません。そもそも、毎日パンを食べているのにスリムな人はいくらでもいますし、パンをまったく食べていないのに太っている人もいくらでもいます。

つまり、「パンは太る」とは断言できず、「パンを食べたらやせられない」というのは間違っています。

◉おかずの脂質と塩分に要注意

　太ってしまうパン食習慣でよく見られるのは、ウインナーソーセージとの組み合わせ。満足感が低いのにハイカロリーであり、さらに食欲が刺激されやすいため、食べ過ぎにつながる「太る組み合わせ」です！

　私が「ダイエット向きの食材」とおすすめするご飯（白米）と比べると、**ご飯には脂質がほとんど含まれていないのに対して、食パン100gには脂質が約4gも入っています。**さらにウインナーをはじめとした加工肉には、意外に多くの脂質が含まれています。

　ウインナーは1本で約20ｇですが、それに脂質が約6gも！　つまり30％以上がアブラ。確かに焼くとアブラがいっぱい出てきますよね。

　成人女性の1日のトータル摂取カロリーを1700kcal、脂質の割合を20％とすると、1食当たりの最適な脂質量は約10gと計算されます。でも、**食パン1枚とウインナー2本を食べると、その時点で脂質の量が約16gとなって、それだけで1食分の適量を超えてしまうの**です。しかも、ウインナーを油で炒めたり、パンにバターを塗ったりしたら、もっと脂質は増えてしまいます。

　そして、ウインナーをはじめベーコンやハムといった加工肉は味が濃く、味覚を鈍らせることで食欲を乱しやすいという問題もあります。加工肉は保存期間を延ばすために塩分が多く使われているんですね。

　ご飯には塩分が0ですが、パンには食パン100g中には1.2ｇの食塩が含まれています。厚生労働省では女性の1日当たりの塩分摂取量の目標値を6.5g未満（男性7.5g未満）としています。

　もし**朝食に食パン100gとウインナー2本**（塩分0.8g）、トマトジュース200㎖（塩分0.6g）を摂ったとしたら、それだけで1日分の**塩分摂取量の目標値の4割にもなるので、要注意です。**

43 > やせるパンの食べ方
教えます!

　脂質の多さがパンの弱点ですが、脂質がずば抜けて低いパンがあります。それが「ベーグル」。

　食パン100gに脂質が約4g入っているのに対してベーグルは2gと、食パンの半分という少なさです。製造の過程で**ベーグルは油脂や卵、牛乳などの脂肪分が使われていない**からです。

　食物繊維の少なさもパンの弱点ですが、ベーグルには食物繊維が豊富に含まれています。それだけではなく、鉄やカルシウム、マグネシウムといったミネラルもたくさん入っています。

　モチモチした食感のベーグルは食べ応えがあるうえに重量感もあって栄養も豊富、高い満足感が得られる食品のひとつなのです。

　このベーグルに、**卵とレタス、トマトを挟んで食べればタンパク質と食物繊維が補われます。野菜スープをつけるとさらに満足感も高くなるので、栄養バランスも完璧な「やせる食事」になること間違いありません。**

　パンも同様に「弱点」を補う副菜やスープを添えれば、健康度を大きくアップさせることができます。菓子パンなどを単独で食べて済ますのでは、栄養のバランスが取れません。

　ただし、たとえ脂質が低いベーグルであっても、食べ過ぎればもちろん太りますのでご注意を。

◉パンの冷凍は効果あり!

　パンだけだと何か物足りないので、ついつい食べ過ぎてしまいがち

ですよね。「パンはどうしても食べ過ぎるからダイエット中はできるだけ食べないようにしている」という声もよく聞きます。

これは私もよくわかります。これには、前にも書いたように、パンのかみ応えのなさや水分量の少なさが関係しています。

しかし、皆さんのお話を聞いていると、パンを食べ過ぎる理由は必ずしも満足感が得にくいというだけではないようです。

意外に多い理由は、家族がパンを大量に買ってきたとか、セールなどでつい大量にパンを買ったというもので、消費期限が切れる前に何とか食べ切ろうと思い、頑張って多めに食べているというものでした。

何も無理に食べなくても……とも思いますが、これはパンだからこそたくさん食べられるともいえるんですね。

そのようなときは頑張って食べるのではなく、**ぜひ冷凍保存してください**。冷凍すれば、慌てて消費する必要もなくなります。

冷凍しておくメリットは保存だけではありません。人間というのは、少しの手間が必要となると、そこまでして食べなくてもいいかと考える特性があります。冷凍したパンは、「解凍」というひと手間をかけないと食べられないので面倒です。衝動的に食べたくなっても冷凍してあれば、食べる気持ちにストップをかけてくれるというわけ。

中には冷凍できないパンもあるかもしれませんが、**冷凍できるパンは、その日に食べる分以外はすべて冷凍することをおすすめします。**

本当にどうということのない工夫ですが、たったこれだけでもパンの食べ過ぎを防止することができるんです。

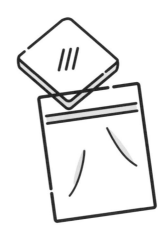

パンだけではなく、和菓子なども冷凍できる場合があるので、お土産で大量にもらったときなどは無理に食べずに冷凍保存しましょう。

「ラーメン」は
太らない食べ物だった!?

　ダイエットの大敵とされる料理の代表といえば「ラーメン」です。

　ラーメンは炭水化物（麺）＋脂質（スープ）でカロリーが高いのが弱みです。人気がある「家系」と呼ばれるラーメンだと1杯でなんと800kcalを超えるものもあるのだとか。これをもし餃子やチャーハンとのセットにすると、1食で軽く1000kcalを超えます。どう考えてもダイエッターが食べてはいけない料理のひとつですよね。

　でも、私が提唱している「食欲コントロール法」では、**ラーメンを食べながらでもやせることはできるんです。**

　ラーメンは確かにカロリーが高く、太りやすい食べ物ではありますが、カロリーが高いということは、体には多くのエネルギーが取り込まれるということでもあります。食欲がコントロールできている人であれば、お昼にハイカロリーなラーメンを食べたなら夕食時にお腹があまり空かず、夜は軽い食事で済ますことができるようになります。この自然の調整が起こればラーメンを食べても太ることはありません。

　日本の成人女性の推定エネルギー必要量は1日約1700kcalとされています。**昼食で家系ラーメンを食べると、それだけで1日の半分近くのカロリーを摂取したことになります。**

　朝食で400kcalを食べていたら、残りは500kcal。おやつにケーキなどを間食しようものなら、その時点で1日の必要カロリーを超えてアウト!　でも、食欲さえコントロールできていれば、間食にケーキを食べようとは思いません。そして、「お昼までで大半のカロリーをゲットできたから夜は軽くて大丈夫」と体は判断して、食欲を下げてくれます。

◯血糖値が上がらない食材たち

「GI値」という言葉をご存じでしょうか。GI（glycemic index）値とは、食品ごとの食後の血糖値の上昇度を示す指標のことです。

炭水化物50gを摂ったときに上昇する血糖値の度合いをGI値100とし、**GI値が55以下が低GI食、56〜69が中GI食、70以上が高GI食**と定義されています。血糖値がなかなか上がらない食品は低GI食で体にいいとされています。簡単に言えば、数値が低いほど太りにくい食べ物であるということ。ご飯（白米）はGI値が高いことから、多くのダイエッターからは敵視されているわけです。

では、ラーメンはどうか？　実は、**中華麺は低GI食だったのです！**思わずびっくりしますが、中華麺（GI値50）はご飯（88）や食パン（95）、うどん（85）よりも圧倒的に低GIで、さらに、そば（54）やパスタ（65）よりも低いのです。

では、なぜラーメンが太るといわれるのでしょうか？　麺に問題がないのであれば、原因は……そう、スープです！　塩分や脂肪、カロリーがたっぷりなので、**ラーメンを食べるときはスープを飲み干すのはNG**です。

また、どうしても餃子やチャーハンなどセットで食べたくなりますが、一緒に摂るとカロリーオーバーしてしまうので、ラーメンは単品にするか、あればサラダ類を副菜にするのがいいでしょう。

ラーメンだけだと栄養バランスに偏りがあります。ラーメンの弱点としては食物繊維が少ないこと。食物繊維が多いほど食事の満足感を高めるので、その点でラーメンは満足感が低くなりやすいのです。

そこで、**ラーメンを食べるときは、できるだけ野菜をたくさんトッピングしてください。**野菜であれば、どれだけ追加してもカロリーは知れているので気にしなくても大丈夫です。

私のおすすめはきくらげ。食物繊維の中でも不足しがちな水溶性食物繊維を補うことができます。ワカメやキノコ類もおすすめです。

「タンパク質」を
まだ「プロテイン」で
摂っていますか？

「三大栄養素」のひとつ、「タンパク質」は内臓や筋肉、骨、血管、皮膚、髪の毛、爪など、人間の体をつくる材料となっています。

ダイエットの世界では、カロリーをたくさん消費する筋肉の量を増やすために、その材料となるタンパク質に注目が集まっています。美容的にも、髪や肌など見た目に大きく影響する部分の材料となるものですから、良質なタンパク質を摂取していくことが重視されています。

タンパク質は、肉や魚、大豆製品、卵、乳製品などに含まれている栄養素で、私たちは日々、ふだんの食事から摂取しています。基本的に普通の食事をしておけばタンパク質の摂取で問題になることはありません。

18歳以上の女性に必要なタンパク質の推奨量は1日50gとされています。タンパク質50gというのは、どれくらいの量なのでしょう。食品で単純に表すと、ゆで卵で8.2個、納豆で6パック、ウインナーなら約22本分……3食に分けても、意外と食べ切るのが難しい量かも。

もちろん、主菜となる豚肉や魚にもタンパク質は豊富に含まれているので、普通に定食のように食べれば推奨量に届きます。100g中のタンパク質は、豚ロースなら19.37g、牛サーロイン11.7g、鮭で22.3gです。

●プロテインのメリット、デメリット

「1日にそんなに肉や魚は食べられない」という人のためにあるのが「プロテイン」です。プロテインというと、筋肉ムキムキの体をつく

るものというイメージがあるかもしれませんが、プロテインとは英語でタンパク質のこと。主に粉末タイプのものが栄養補助食品として市販されています。

　肉や魚が食べられないという人は胃腸の働きが弱いケースが多いので、胃腸の働きが回復するまでのサポートとして、食事から補えないタンパク質の代わりにプロテインを摂るのはいい考えです。

　そうではなくても、毎日運動量が多かったり、筋トレをしていたり、食事では補えないほどのタンパク質が必要だという人は、食事以外にプロテインをプラスするという考えもありでしょう。

　ただ、ダイエットのためにプロテインが必要かと言われると、私はそうは思いません。私自身、毎日かなり負荷をかけた筋トレをしていますが、プロテインを摂っていなくても何も問題はありません。

　タンパク質の重要性が注目されるようになったのは、ダイエットを売りにしたスポーツトレーナーたちがSNSで発信し始めた影響が大きいです。タンパク質は確かに大切ですが、「とにかくタンパク質（＝プロテイン）を摂ればいい」という風潮には私は反対です。

　ただ、食品からタンパク質を摂ろうとすると、肉で考えればわかるように、どうしても脂肪も一緒に摂るケースが多いのが泣きどころでした。**プロテインなら、脂肪を摂らずにタンパク質を摂れるのがメリット**です。

　でも、プロテインをずっと飲み続けるにはそれなりにお金もかかりますし、人によってはお腹が張る可能性がけっこうあります。原料別で3種あるプロテインのうち、大豆と、牛乳に含まれる乳清を原料としたものの2つは、どちらの成分もお腹に影響を与えやすいです。

　タンパク質不足の人が急にプロテインをたくさん飲んだりすると、消化できないタンパク質が腸内の悪玉菌のエサとなってガスが発生し、お腹が張るというデメリットも。もちろん、プロテインにもカロリーがあります。普通に食事をしているのであれば、わざわざプロテインを飲む必要はなく、栄養のバランスを意識して食生活を見直していけばやせていきますよ。

46 「三大栄養素」は20：20：60の黄金バランスで

　数ある栄養素の中で、カロリーがあるものが「三大栄養素」のタンパク質（Protein）、脂質（Fat）、炭水化物（Carbohydrate）の3つです。「トータルカロリーをつくる三大栄養素の割合」を示すものとして、それぞれの頭文字を取った「PFCバランス」という言葉があります。簡単に言うと、ご飯（炭水化物）とお肉などのおかず（タンパク質、脂質）の割合を表します。

　厚生労働省の定めた日本人の食事摂取基準では、すべてを100とした場合、「P：F：C＝13〜20：20〜30：50〜65」が勧められています。この数値は、生活習慣病の予防や改善をしたい場合に理想とするべき三大栄養素の比率となっています。

　それぞれの数値に幅がありますし、厳密である必要はないので、私は「P：F：C＝20：20：60」を最適のPFCバランスとしています。この「黄金バランス」で食事をすると、適量で食欲が満たされて、自律神経の働きを促すため代謝も上がります。

　この比率を見ると、炭水化物を食べない糖質制限など無謀であることがわかりますよね。やせたいのであれば、糖質カットではなく、1g当たりのカロリーが高い脂質の割合を下げて、炭水化物とタンパク質の割合を上げるべきです。そうすれば、ある程度の量を食べながらもカロリーを抑えられます。実際の指導の場面においても、炭水化物の割合を増やすと食欲が落ち着いて、間食などの余計なカロリー摂取が減ってスルスルとやせていくものです。

　三大栄養素の中でも脂質が一番カロリーがあるうえに脂肪になりやすく、脂質を少なくすることがダイエットを成功させる鍵となります。

ＰＦＣバランス

たんぱく質＝20
脂質＝20
炭水化物＝60

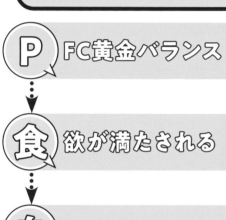

Ｐ FC黄金バランス

↓

食 欲が満たされる

↓

自 律神経の働きUP

↓

代 謝が上がる

↓

やせる

糖質制限が流行したせいで、炭水化物が太る原因だと考える人が増えましたが、実際には脂質の多さが太る原因だったのです！

ラットを使った実験では、**食事の中で動物性脂質（飽和脂肪酸）の割合が多いほど、消費カロリーが少なくなった**と報告されています。これは、飽和脂肪酸の摂取割合が多いほど自律神経の働きが悪くなることを意味しています。

また、いつもの食事に炭水化物と脂肪をそれぞれプラスで食べたときの脂肪蓄積量を調べた研究では、面白い結果が出ています。炭水化物をいっぱい摂取した場合、脂肪に変換される上限があり、一定以上は脂肪にならずに排出されました。一方、過剰に摂取された脂肪は、その分だけすべて体脂肪に変わってしまったのです。

◉見た目にも大きく関わるタンパク質

タンパク質に関しては、必要以上に摂った場合は栄養として吸収されず、体外に排出されるので安心です。ただし、**過剰摂取は消化のプロセスで肝臓や腎臓に負担をかけるため、内臓疲労を起こす可能性があります**。また、タンパク質が豊富な食品は比較的カロリーが高いので、いっぱい摂取するとカロリーオーバーとなって、太ってしまう恐れも。そのほかに腸内環境の乱れや尿路結石を引き起こす可能性が指摘されています。

逆にタンパク質の摂取不足は、筋肉内のタンパク質をエネルギーとして使わざるを得なくなるので、筋肉量や筋力が少なくなってしまいます。筋肉量が落ちると基礎代謝が低くなるので、太りやすい体質になります。筋力が低下すると、肩こりや腰痛になる可能性も。

また、皮膚や髪の毛、爪などの材料になるタンパク質が足りなくなると、肌のハリやツヤが失われてシワ、たるみ、むくみなどの原因になり、さらに集中力や免疫力の低下も起きるかもしれません。

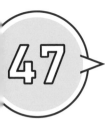

カロリー計算は不要。手のひらサイズで食べる量を考えよう

やせる秘訣は、脂質の最低摂取量である20を守りながら、炭水化物とタンパク質の摂取量を高くすること。その最適のPFCバランスが「P：F：C＝20：20：60」なのです。

ただ、「P：F：C＝20：20：60」と聞いても、それがどれくらいの分量なのかピンとこない人もいるでしょう。

食べる前にカロリー計算を勧めるダイエット法は多いですが、私が提唱する「食欲コントロール法」では、一切カロリー計算はしません。

では、どのようにPFCバランスに近い食事を構成していけばいいのか？　その方法が「**手ばかり（測り）栄養法**」です。

そもそも食事の量に関して、大柄な人も小柄な人も一律に「ご飯は150g」と決めてしまうのもおかしいですよね。基礎代謝量は体の大きさや年齢、性別などによって変わってくるものです。栄養学的には、体の大きさと必要なカロリー数は比例していると考えられているので、その基準として用いられるのが「手のひら」の大きさです。手のひらの大きさは、体の大きさにだいたい比例しているからです。

そこで、自分の手のひらを使って食べる量を量り、食事の適量を調節する方法が「手ばかり栄養法」です。手のひらサイズで食べる量を考えて、栄養バランスを整えることができます。

◯炭水化物がメインで脂質が少なめが基本！

「手ばかり栄養法」の目安として、主食となる炭水化物は、**1食につきご飯なら両手に収まる茶碗1杯分、パンなら片手に載る1枚、麺類**

も両手に収まるくらいの量で、どれかひとつ選びます。

　肉や魚など、タンパク質を多く含むメインのおかずは1食につき手のひら1〜1.5枚分。タンパク質源は、肉や魚以外にも豆腐や卵など、1日当たり各品手のひら1枚分として計4枚分で必要量を満たせるといわれています。

　これをベースに、余裕があれば汁物、副菜をつけると黄金バランスに近づきます。**副菜は、緑黄色野菜と淡色野菜が1：2の割合で、合わせて両手3杯分（約350g）が目安**。それにプラスしてキノコ類や海藻などで食物繊維が摂れれば理想的です。

　また、カボチャ、ジャガイモは糖質が多いため、握りこぶしひとつ以上食べる場合は主食に分類してください。

　実際にやってみると、1食で肉や魚が手のひら1〜1.5枚というのは少なく感じるかもしれません。

　しかし、**「メインのおかずは手のひら1〜1.5枚分で、主食はしっかり食べる」が、タンパク質を確保しつつ脂質を下げる最適のバランスとなるのです**。脂質については、主食や主菜から摂れるので、特に意識してプラスする必要はないでしょう。

「手のひらで判断するなんて適当過ぎるのでは？」と感じる方もいるかもしれませんね。ただ、「黄金バランス」とはいいつつも、厳密にやる必要は全然ありません。あくまで「炭水化物がメインで脂質が少なめ」が徹底できればいいのです。

　摂取量の目安を知り、栄養バランスを整えるためには、手ばかり栄養法はとても有効です。意識して続けていくと、だいたい黄金バランスに近づいていくようになりますよ。

基本は炭水化物メイン 脂質少なめ

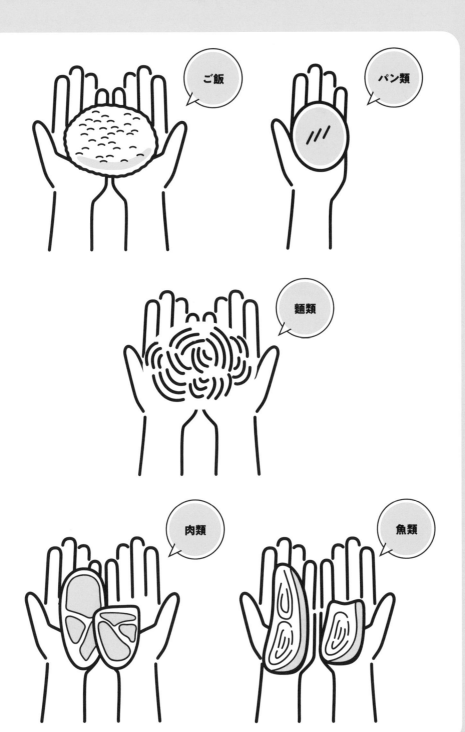

お酒の前の「おにぎり1個」が絞めラーメンを遠ざける

　典型的なダイエットといえば「糖質制限」を誰もがイメージしますよね。でも、やせたいなら、「糖質量は気にせずに食べる」が正解です！

　これまでに述べたように、**やせるための黄金バランスは「タンパク質（P）：脂質（F）：炭水化物（C）＝20：20：60」**です。炭水化物を全体の半分以上にすると、満足感を得ながら食事のトータルカロリーを下げることができるのです。

　私の経験上、ダイエット中の人で糖質量が多過ぎる人にはほとんど出会ったことがありません。「糖質制限は必要ない」、「糖質制限はやり過ぎるとキケン」と考えている人でも、糖質の量はある程度気にして減らしているように感じています。

　何も気にせずに朝から菓子パン、昼はラーメンにチャーハン、間食でスイーツ、夕食は丼物——そういった食事をしていれば糖質過多になりますが、そうではない大半の人は糖質が過多どころか、実は不足しているのです。

　日本人は年々お米を食べなくなってきています。健康と栄養に関する調査研究を行っている医薬基盤・健康・栄養研究所の報告でも、1946年は日本人のトータルカロリーの80.6％が炭水化物であったのに対して、2000年には57.5％にまで減っています。

　逆に、脂質は1946年が7％だったのに対して、2000年には26.5％にまで増えています。食生活の変化もあって脂質が大幅に増えています。

　とくにダイエットしている人は、糖質を気にし過ぎて、実は糖質量が不足しているのです。やせるためには、減らすべきは糖質量ではなく、脂質量です。むしろ糖質は不足しているので、炭水化物は気にせ

ずに食べたほうが栄養バランスは整い、自然とトータルカロリーも下がって、やせやすくなるのです。

◎ お酒を飲む前に「おにぎり」がいい理由

お酒を飲むときに、普通にご飯を食べると太ってしまうと考えて、炭水化物をまったく食べないという方も多いのではないでしょうか。ご飯を食べるとお酒がいっぱい飲めなくなると考えて、あえてご飯を抜く呑兵衛もいるようです。実際に私もお酒を飲むときはご飯を食べたいと思いません。

しかし、太らない体にするためには、お酒を飲むときほどご飯を食べたほうがやせやすくなります。意外ですか？

お酒を飲むと肝臓がアルコール分解のために働かなければならず、血糖値を維持する仕事がおろそかになるため、血糖値が下がりやすくなります。低血糖になると、自律神経とホルモンのバランスが崩れることで、食べ過ぎてしまいがち。これがアルコールで太ってしまう仕組みのひとつです。

お酒を飲んだら締めのラーメンや甘いスイーツをやめられないという人も多いと思いますが、この行動の原因となっているのがアルコールによる低血糖なのです。体は糖分を欲しているために、ラーメンやスイーツなど糖質たっぷりの食べ物を食べたくなるわけです。「お酒の締め」にはこんな意味があったんですね。

こんな余計な食べ過ぎをしないためにも、**お酒を飲むときほど炭水化物を食べるべき！ 炭水化物で糖分を補給しておけば、お酒による低血糖が予防でき、締めのラーメンなどを食べたいとは思わなくなります。**

ただ、お酒のお供として炭水化物はあまり合わないですよね。そこで、オススメは「お酒を飲む前にはおにぎり1個！」。これでアルコールによる低血糖を防ぐことができますよ。

49 「間食するとやせる」3つのタイプ

「どうしても間食がやめられないから、やせられない」

そうした悩みを抱えている人も多いことでしょう。

朝昼晩の食事以外に、甘いジュースやお菓子、アメなどを「ダラダラ食べ」をすると、血糖値が常に高い状態をキープさせることになります。

すると、血糖値を下げるためにインスリンが慢性的に分泌され続け、これが当たり前になると、体内で必要なインスリンがつくられているのに効かなくなる「**インスリン抵抗性**」という状態になってしまいます。

インスリンの過剰分泌は脂肪蓄積を促す作用があります。血糖値が下がらなくなるばかりではなく、結果として太りやすくなってしまうんですね。

一日中ソファに座ってスマホをいじりながらダラダラとスナック菓子など食べていると、体の内部ではインスリン抵抗性の状態となり、カロリーオーバーも招きます。これではやせるはずがありません。

ただ、こうした「ダラダラ食べ」と「間食」は区別して考えていきます。朝昼晩の食事以外に甘いジュースやお菓子などを食べるという点では同じですが、空腹を感じたときに1日に数回食べるのを間食とします。

間食は"しなくてもいい"という状態がベストではありますが、実は間食をしたほうが、ダイエットがうまくいきやすくなったり、体の調子も良くなったりする場合もあるのです。

たとえば、**食事と食事の時間が空いてしまうような人は間食を我慢するほうが太ってしまいます。なぜなら、人間はお腹が空けば空くほど次の食事でいっぱい食べてしまうからです。**たくさん食べたいとい

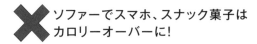

✖ ソファーでスマホ、スナック菓子は
カロリーオーバーに！

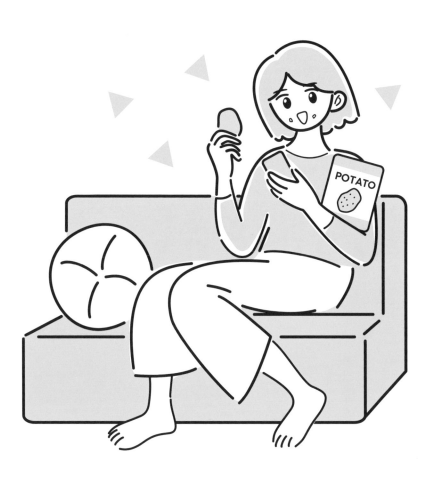

う気持ちが強くなり、食べるスピードも早くなって、満足感が得られる前に必要以上に食べてしまいがちです。

　食事と食事の時間があくと、前の食事から得たエネルギーを使い果たしてしまい、エネルギー不足が起こってしまうかもしれません。すると体は食欲を強めたり、代謝を下げてエネルギーをムダ使いしないようにします。それらが、次の食事でのドカ食いを引き起こします。

　ドカ食いをしないために、あえて間食をすることで、**空腹を弱めたり、エネルギー補給をしたりすることができるわけです。**

◯ 間食が悪いと思い込んでませんか？

　間食をしたほうがやせやすくなる人は3タイプいます。まず、ここまで述べてきたように、お腹が空き過ぎてドカ食いをしてしまう人。**「3時のおやつ」といわれるように、15時や16時に間食をすることで夕食の食べ過ぎを防げます。**

　それから、低血糖体質の人。たとえば、お昼前や夕方になるとフラフラする、イライラする、気持ち悪くなるという場合は、血糖値が下がったときの症状だと思われます。その場合、朝昼晩の食事だけでは血糖値を保つことができない状態、つまりエネルギー不足の状態だと考えられます。

　そして、慢性的な寝不足とストレスを抱えている人もエネルギー不足や低血糖になりやすいので、間食が有効となります。
「間食は良くない」と思い込んで、無理に我慢するのではなく、うまく活用していくことがダイエットのポイントになります。

　ただし、砂糖や小麦粉がたっぷりのお菓子やケーキは、血糖値を急上昇させるのでオススメできません。間食というよりも、食事で不足した栄養分を補う「補食」というイメージで食べるのがいいでしょう。

　できれば**おにぎりや果物など、糖分は補えるものの、余計な砂糖が入っていない食品であれば理想的です。**

「ビタミン」と「ミネラル」は大切だが、主役はあくまで三大栄養素

健康志向の強い人やダイエットをしている人は「ビタミン」「ミネラル」に高い関心を持っています。栄養素としては、三大栄養素である炭水化物、タンパク質、脂質にビタミンとミネラルが加わって、「五大栄養素」と呼ばれています。

ビタミンとミネラルは、体の機能の働きを円滑にするという、潤滑油のような働きをします。**ホルモンをつくるときや脂肪を分解するとき、糖分をエネルギーに変えるときなど、体の中で起こるすべての反応にビタミンとミネラルが関与しています。**

ビタミンとミネラルが不足すると、こうした反応がうまくいかなくなり、ホルモンバランスが崩れたり、脂肪が分解されにくくなったり、糖分をエネルギーとして使えなくなったりと、多くの問題が出てきます。

そもそもビタミン、ミネラルとは何物でしょうか？

まず、ビタミンというのは、栄養素が効率よく体内で利用されるように代謝の仲介をしたり、体の機能が順調に働くように調整したりします。全部で13種類あり、ビタミンD以外は体内で生産・合成することはできないので、主に食べ物から摂取しなければいけません。「ビタミンを摂っていれば健康でいられる」と勘違いしている方もいますが、ビタミン類はカロリーもなく、エネルギーの源となるものは何も含まれていませんから、食事の代わりになるようなことはありません。

また、ミネラルというのは生きていくうえで必須の無機質——岩や土などに含まれる金属の仲間——で、これも体内ではつくれないので外から摂らなければなりません。

◉ 三大栄養素があってはじめて役に立つ存在

　確かにビタミンとミネラルは体にとって重要で、なくてはならない存在であることは間違いありません。しかし、あまりにもそれらが重要視されて、本来はそれ以上に大切といえる三大栄養素が軽視されている風潮は気になります。

　ビタミンとミネラルというのは、基本的に三大栄養素がうまく働くために必要なものです。つまり、三大栄養素があってはじめて役に立つ存在なのです。ビタミンとミネラルは、あくまで主役である炭水化物とタンパク質、脂質のサポート的な役割を担っている栄養素です。

　エネルギーをつくるときにビタミンとミネラルは必要ですが、当然ながらエネルギー源となる炭水化物と脂質がなければエネルギーは生まれません。また、ホルモンに関しても、原料となる脂質とタンパク質がなければ、いくらビタミンとミネラルがあってもつくられることはないのです。

　やせるために食事制限などして三大栄養素の摂取が不十分になると、ビタミンとミネラルの効果は発揮されないということをお忘れなく。潤滑油がどれだけあっても、燃料がなければクルマが動かないのと同じです。

　ビタミンやミネラルなど副次的な成分を気にする前に、まずは三大栄養素をしっかりバランスよく摂ることが先決です。そこが整っていないのに、ビタミンとミネラルばかり摂っても意味はありません。

　PFCバランスが整った食事をしていると、ビタミンやミネラルもある程度は自然に摂れるものです。へたに糖質制限したり特定の食品をカットしたりすると、本来摂れるはずのビタミンとミネラルが不足することがあります。

　健康を気にしてビタミンのサプリを摂るのもいいのですが、その前にきちんと三大栄養素を摂っているのかどうかのほうが大切です。

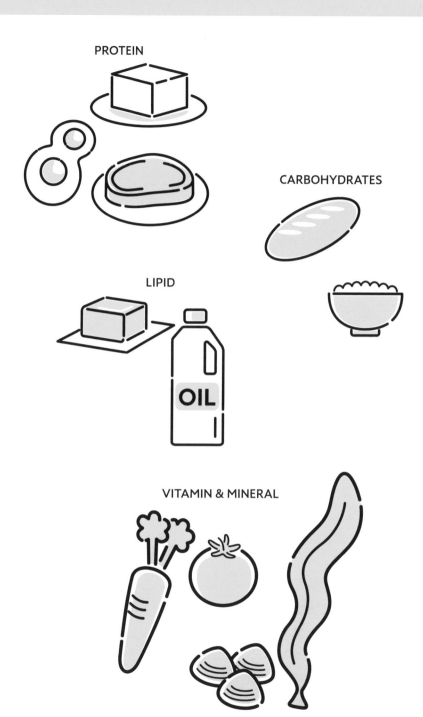

PROTEIN

CARBOHYDRATES

LIPID

VITAMIN & MINERAL

OIL

「鉄分」は
女性の最重要ミネラル

あなたは「疲れた～」が口癖になっていないでしょうか？

男性に比べて、女性には疲れやすい人が多いのですが、これには「鉄」というミネラルの不足が影響していると考えられます。

鉄は皆さんご存じのあの金属です。**人の体が脂肪や糖から体を動かすエネルギーをつくるときに必要となる栄養素が鉄なのです。**あんな金属が生きていくのに欠かせないなんて面白いですね。

女性にとっては、鉄分不足はホルモンバランスを崩す原因になるのです。

◉ 食欲に関わるセロトニン合成に必要となる鉄

食欲や気分を安定させる働きを持つホルモンとして、脳や腸でつくられる「**セロトニン**」があります。分泌されると幸福感を感じやすくなるため、「幸せホルモン」とも呼ばれています。

このセロトニン不足が関係していると考えられている有名な病気としては、うつ病が挙げられます。セロトニンには精神を安定させて、ストレスを軽減する作用があります。そのため、セロトニンを増やす薬を使って、うつ病の治療を行うことがあります。

精神機能を安定させるセロトニンをつくるためにはビタミンとミネラルが必要になるのですから、うつ病にはビタミンやミネラルの不足も関係しているようです。

セロトニンには食欲をコントロールする働きもあり、満腹中枢を刺激することで食べ過ぎを抑えてくれます。つまり、**セロトニンが不足**

すると「満腹になった」という情報が脳に届きにくくなり、食べ過ぎによる肥満へとつながっていくのです。

このセロトニンがつくられるために必要となるのが鉄なのです。

◉毎月、体内から失われていく鉄分

月経のある女性は、経血と一緒に鉄分が排出されることから、体内で鉄が不足しやすくなる傾向があります。

そのため、食事やサプリメントで鉄を意識して摂っていく必要があります。鉄不足になると、セロトニンがうまくつくられずにホルモンバランスが崩れてしまいかねません。

また、エネルギー源である脂肪や糖分を摂取しても、鉄が不足するとエネルギーに変換されづらくなるため、疲れやすくなってしまうのです。

生理前には、女性ホルモンのエストロゲンの減少に合わせて、セロトニンの分泌も少なくなってしまいます。生理前のイライラや食欲増進は、気分や食欲を安定させる効果があるセロトニンの不足で説明することができるのです。

生理前に食欲が強くなったり、イライラがひどくなったりする「月経前症候群（PMS）」には鉄不足が大きく関係しています。私の経験上、鉄分を摂取することで、生理前の食欲やイライラが落ち着く人は多いと思います。では、鉄分をどう摂るのか──もちろん、金属にガリッとかみつこうという話ではありません。それは次の項でご紹介します。

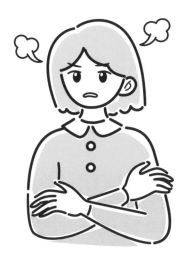

Chapter 3 「ずっと太らない体」をつくる食欲コントロール法

52 鉄分不足を解消するなら週に1回「レバー」を食べる

　女性の場合、栄養素としての鉄が不足しやすいということには注意が必要です。

　鉄は、血液の成分である赤血球をつくるためにも必要な栄養素です。体内の鉄分が不足すると赤血球に含まれる「ヘモグロビン」の量が減り、全身に運べる酸素の量が少なくなってしまいます。すると、体の各組織や臓器が酸欠状態となってしまい、貧血の症状があらわれるのです。

　前項でも書いていますが、毎月の生理のときに経血と一緒に鉄分が失われてしまうため、**女性は自覚症状がなくても鉄分不足になりがちです。**

　鉄は食欲や代謝などダイエットに大きく関わっているので、鉄不足が原因でダイエットがうまくいっていない人も多く見受けられます。これも前述していますが、生理前についつい食べ過ぎてしまうのは、鉄不足が原因かもしれません。

●植物性と動物性がある「鉄」

　鉄分を多く含む食べ物としてホウレン草を思い浮かべる人もいるかもしれませんが、私の一番のオススメは「**レバー**」です。

　食品に含まれる鉄には、大豆製品や青菜に含まれている植物性のもの（非ヘム鉄）と、肉類や魚介類などの動物性タンパク質に含まれているもの（ヘム鉄）の2つがあります。体への吸収率は、植物性の鉄に比べると動物性のほうが圧倒的にいいという違いがあります。

　動物性の鉄分を摂るのに適しているのがレバーです。**生理前に食欲**

が強くなるという人がレバーを食べるようになったら、**劇的に食欲が落ち着いた**という例を、私はたくさん見てきました。

　先にも述べたように、鉄は満腹中枢を刺激するセロトニンをつくるために欠かせない栄養素です。そのため、生理前にレバーを食べて鉄分を補うことでセロトニンが増えて、食欲が落ち着くのではないかという考えです。

●頭痛やめまいには、週1〜2回のレバーがいい

　鉄が足りなくなることによる貧血の症状は、頭痛やめまい、動悸、息切れ、全身の倦怠感などがありますが、そのほかにも甘い物がやめられないとか、生理前に不調がすごく出やすいといったことも起こります。

　これらに加えて、出産後にうつになった、食べ過ぎになったという条件が整っていたら、完全に鉄不足です。鉄分を摂ればすぐに良くなるというくらい、鉄は女性の健康に大きく影響しています。

　ただし、レバーは癖のある食べ物なので、食べられないという人もいるかもしれませんね。レバーが苦手という場合は、ホウレン草を食べるよりもヘム鉄のサプリを摂ったほうが体のためになるでしょう。

　ただ、体にいいからといって毎日食べる必要はありません。今はスーパーの惣菜コーナーにレバーの炒め物も売っていますので、週1〜2回ほどおかずとして食事に加える程度で効果が出てくるはずです。

●鉄分の多い食品

動物性	あさり・しじみ　豚・牛・鶏レバー　牛肉　青魚　煮干し
植物性	小松菜・ほうれん草、枝豆、大豆、水菜、高菜

53 1日1.5ℓの水を こまめに飲めば 代謝がよくなる

　人間の体は、成人では約60％が水分だということは聞いたことがあると思います。体重55kgの人は33kgが水分だということになります。

　水がなければ人間は生きていけませんし、重要であることは間違いありません。そうしたこともあってか、SNSやネットをのぞくと、「水は1日2ℓ以上飲みなさい」という情報をたくさん目にします。

　確かに、水はすべての細胞の活動に必要なものですし、とくに女性は水分を摂取しない傾向にありますが、さすがに1日に2ℓ、3ℓは飲み過ぎです。「水はとにかくいっぱい飲んだほうがいい」という情報は誤りです。

　水分は、尿や便、汗などとして、体から1日だいたい2.5ℓ排せつされますが、**飲み水から補わなければいけない水分量は1日1.5ℓ前後です**。残り1ℓは食べ物から補われ、さらに食べ物が体内で分解される過程で水分が0.3ℓ発生します。そう考えると、1日の飲み水の摂取量は理論的には1.2ℓぐらいでも大丈夫です。

　ただし、ここで注意が必要です。食べ物から補われる1ℓというのは、実は炊いたご飯（白米）に含まれる水分が計算され、それが大部分を占めています。ということは、糖質制限をしてご飯を食べなくなると、その分、摂取する水分は減ることになります。つまり、糖質制限してご飯を食べていない人は1日2〜2.5ℓ摂らないと体内で水不足になってしまう可能性があるのです。

　ここで気づいてほしいのは、水分が体を通して1日2.5ℓも出入りしているということ。そもそも人間の体重の60％ほどは水分なのですから、日々の体重の増減に一番影響しているのは水分の出入りなの

です。たとえば、体重1kgを脂肪で増やすというのは、カロリーが7200kcalもオーバーしないと普通は起こらない現象です。こんなことはほとんどあり得ないですから、日々の体重の変動は水分の出入りの範囲内といえます。

せっかくダイエットに取り組んでいるのに、なぜか体重が1日前よりも増えているときがありますが、これは水分の加減によるもの。気にする意味がありませんし、一喜一憂するだけムダです。

女性の場合、水を摂らな過ぎか、摂り過ぎているかのどちらかになってしまいがちなので、ミネラルウォーターや麦茶などで1日1.5ℓ前後を飲むのを目安にしましょう。発汗量が多いようであれば、少し多めに摂ったほうがいいです。ただし同じ水分でも、カフェインの入ったコーヒーやお茶、もちろんハイボールなどのアルコール飲料は摂取量にカウントしないでください。

◉水は足りないのも多過ぎるのも問題

会社や外出先などでおしっこをする回数が増えるのを嫌って、水分を抑えている方もいるかもしれませんが、体内の水不足というのは体にとっては良くない状態です。

水分の摂取量が足りないと脱水状態になってしまい、細胞が正常に活動できなくなることから、代謝が悪くなってしまいます。

またノドの渇きは食欲と勘違いされやすく、本当は体は水を欲しているだけなのに、間食してカロリーオーバーになってしまうこともあります。水を飲まないと代謝も食欲も乱れてしまうというわけ。

逆に、水を飲み過ぎるのもキケン！ 体が水分を処理できずにむくんで体重が増えるのはもちろん、1日に3ℓ以上の水分を摂取すると、めまいや頭痛、疲労感といった症状の「水中毒」を起こす恐れもあります。

こうしたことからも、水は必要な分だけ飲むことが大切。その最適な量がだいたい1.5ℓです。

甘くてもやせる!「ハチミツ」が食べすぎを防ぐ

ここまで何度か取り上げていますが、「低血糖」は食欲を乱してしまう大きな原因です。血糖値が下がってしまうと、体はエネルギー不足という危機を切り抜けるために緊急で対応します。そのひとつが「食欲の増進」であり、その結果が食べすぎとなるわけです。

糖質制限が流行ったこともあって、「高血糖」が問題であるように思われてきましたが、食欲コントロールの面から、そして体の負担の面からも、低血糖のほうが問題なのです。

実は、日中に低血糖になっているために、結果として食べ過ぎている人は意外に多いものです。**この低血糖を改善するものとして適しているのが「ハチミツ」なのです**。ハチミツは私がほぼ毎日、朝に食べているもののひとつです。私が行っているダイエット指導でも、多くの生徒さんにハチミツをオススメしています。

朝からハチミツを摂るメリットは、一日の食欲が安定して、やせやすくなることです。

◉イライラしやすい人は低血糖になっているかも

もしお昼前にイライラや脱力感、異常な空腹などの低血糖症状が出るのであれば、朝にティースプーン1杯分のハチミツを摂取することで、その症状が軽くなるはずです。

ハチミツはただの花の蜜を集めたものではなく、ミツバチが巣の中でそれを加工、貯蔵したものです。そうしたこともあって、ハチミツには果物の甘みとなる果糖とブドウ糖がバランスよく含まれています。

○ 朝にスプーン一杯の
ハチミツを摂ると効果的!

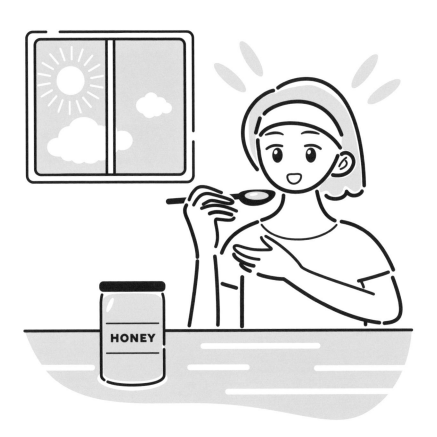

ブドウ糖はすぐにエネルギー源として利用できる反面、血糖値を急上昇させやすいのが欠点です。ハチミツの糖分の半分を占める果糖はほとんどが肝臓で代謝されることからすぐに血糖値を上げることはないので、ハチミツ摂取後の血糖値の上がり方は緩やかです。

　食後の血糖値の上昇度を示す指標のGI値で見るとハチミツは32であり、低GI値の基準とされる55をかなり下回っています。つまり、**ハチミツは血糖値の急上昇を抑えながらも低血糖を防げる優れものといえます。**

　仕事中にイライラしやすい人には、自分では気づかずに低血糖になっているケースが多く、朝にハチミツを摂ることで「仕事中のイライラがすっかりなくなりました」と報告してくれる生徒さんも少なくありません。

◉ハチミツそのものに体重減少効果の可能性が

　低血糖になると、「食べても食べても満足できない」という異常な空腹状態になります。そのままで食事を摂ると、間違いなく食べ過ぎてしまいます。ハチミツの糖分で低血糖症状は解消することができます。しかもなんと、ハチミツそのものに体重減少効果の可能性が！ある研究では、日常的に砂糖を与えたマウスと、ハチミツを与えたマウスの体重を比較したところ、前者は体重が増えた一方、後者は体重が増えなかったといいます。しかも、砂糖もハチミツも与えないグループと比べて、ハチミツを与えられたグループは体重が少ない傾向にあったというのです。**ハチミツを摂ったほうがやせる**なんて、びっくりですね。

　ハチミツは、血糖値を急激に上げることもなく、体に必要なエネルギーを補えるうえに、体重も増えにくい優れた糖分なのです。

　どうしてもコーヒーに砂糖を入れないと飲めないという人などは、砂糖の代わりにハチミツを活用してみてはいかがでしょうか。

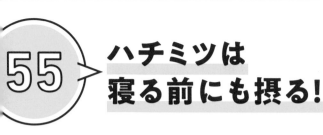

ハチミツは
寝る前にも摂る!

　私のダイエット指導では、前項でおすすめした「朝にスプーン1杯のハチミツ」に加えて、**睡眠の質が悪い場合には「寝る前のティースプーン1杯のハチミツ」**を勧めています。ハチミツが「夜間低血糖」を予防するのに有効となるからです。

　夕食での糖質制限などによって糖質が不足したり、日中に強いストレスにさらされたりすることを原因として、寝ている間に低血糖になってしまう症状が夜間低血糖です。

　このとき、体内では血糖値を上げようとコルチゾールというホルモンがつくられます。コルチゾールは体全体を興奮させるので、睡眠の質を下げるというものでしたね。

　これに対しては、日中の低血糖症状同様、ハチミツが効果的です。ハチミツには血糖値を緩やかに上げて、長時間血糖値を安定させる働きがあるからです。

「夜、寝る前にハチミツなんか摂ったら太るんじゃない?」

　そう心配する気持ちもよくわかります。

　ティースプーン1杯(5cc)で考えてみましょう。**ハチミツには糖質が3.8g、カロリーは16kcalしかありません。**白砂糖だとほぼ全部が糖質で、カロリーは20kcalあります。

「あれ、思ったほど違いがないのね」と思った方、それは大きな間違いです。実は、同じ量なら砂糖よりハチミツのほうが甘さは強いので、ティースプーン1杯分のハチミツの甘さは、ティースプーン3杯分の砂糖に匹敵するのです。

　甘さが3倍ということは満足感も違いますよね。

また、料理に砂糖の代用としてハチミツを使う場合は1/3の量で済みます。当然、摂取カロリーはその分少なく抑えることができます。

　そもそもスプーン1杯で16kcalです。この程度を寝る前に摂ったからといって、太りはしません。

　チリも積もれば何とやら、16kcalでも毎日摂れば太るのではという心配もわかりますが、睡眠の質が悪いままだと食欲の乱れも解消されません。その結果、16kcalとは比べ物にならないくらいの過剰なカロリーを摂取することになるでしょう。

◎ 睡眠不足、血糖値アップ、ストレスを解消するパワー

　睡眠の質が悪くなると、自律神経のバランスも崩れてしまいます。同時に血糖値に関わるホルモンのバランスも崩れてしまうことで血糖値の動きに大きな影響を与えます。

　同じものを同じ時間に食べていても、睡眠時間7時間と4時間では後者のほうが血糖値は大きく変動します。また、睡眠時間が短いと低血糖にもなりやすいことがわかっています。

　寝不足のときに食欲が乱れて、つい食べ過ぎてしまったという経験をお持ちの方も多いのではないでしょうか？　睡眠時間が短くなると、食欲を抑えるホルモンの分泌が減ってしまうので、食欲が強くなると一般的にはいわれています。

　しかし、私がダイエット指導をしていて感じるのは、血糖値の変動も食欲に大きく影響しているということです。**「食べ過ぎが太る原因」といっても、その裏では睡眠と血糖値、さらにストレスが相互に影響し合って、太る要因をつくり出しています。**そして、そのすべてに関与して、良い方向に導いてくれるのがハチミツなのです。

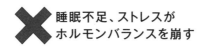 睡眠不足、ストレスが
ホルモンバランスを崩す

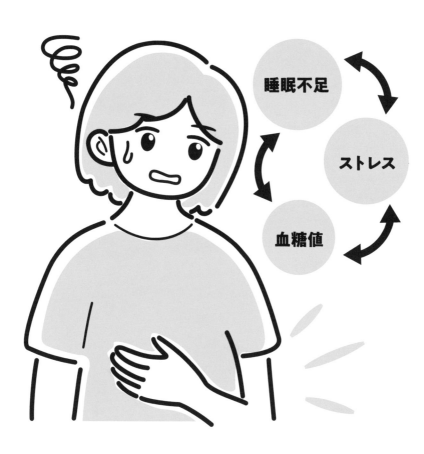

睡眠不足

ストレス

血糖値

56 「ブルーベリー」は最高の減量食品だった

　ハーバード大学公衆衛生大学院の研究チームが、野菜と果物による体重への影響を調査したところ、1位が大豆、2位に入ったのが「ブルーベリー」でした。つまり、**食べても太りにくい果物の代表がブルーベリー**です。

「果物とはいえ、甘ければ糖分が入っているので食べれば太る」

　確かに、果物には果糖をはじめとする糖質が多く含まれています。でも、ハチミツにも含まれる果糖は、血糖値を直接上げることはないので、インスリンも必要としません。もちろん、余分な果糖はブドウ糖に変えられ脂肪としてためられるので、食べ過ぎは太る可能性があります。

◉ 果物はたくさん食べてもいいの?

　では、どれくらいが食べ過ぎか？　ブルーベリー100gのカロリーは48kcal、糖質8.6g、脂質は0.1g。比較としてショートケーキ100gを見ると、カロリーは318kcal、糖質44.6g、脂質は15.2gとそれぞれケタが違います。カロリーが少ないと思われている鶏胸肉（皮付き）でも100g当たり200kcal以上ありますから、**ブルーベリーを1日200gくらい食べたところで、太るようなことはないのです**。

　ブルーベリーに限らず、果物のカロリーが低いのは、脂肪が少ないこと、そしてカロリーゼロの水分が豊富に含まれているからです。そのため、果物はたくさん食べてもカロリーオーバーになりづらい食品なのです。

また、果物は日本人に不足しがちなビタミンをたくさん含んでいます。**抗酸化作用のあるβ‐カロテンやビタミンＥが豊富で、腸の動きを活発にする食物繊維もたっぷり含まれています。**

　ブルーベリーはスーパーやコンビニなどで冷凍で売っているので、手軽に買えて家に常備できます。間食のお菓子代わりにオススメです！

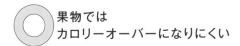

果物では
カロリーオーバーになりにくい

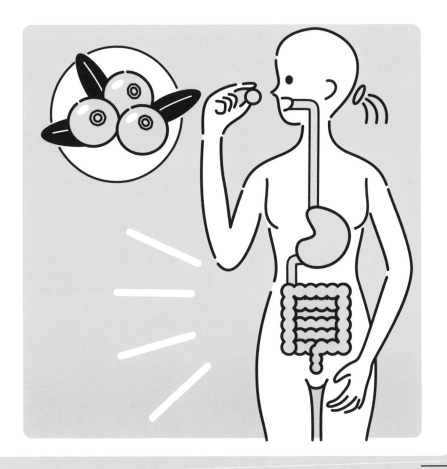

「飽和脂肪酸」の
摂り過ぎには注意が必要

　調理で油を使う場合、「オリーブオイルがいい」などという話をよく聞きます。ヘルシーなオリーブオイルとはいえ、油は油で、カロリーは同じです。摂り過ぎればお腹に脂肪がついていくことでしょう。

　ただし、**油はダイエット中の人や肥満の方であっても絶対的に必要な栄養素であることを忘れてはいけません。**

　では、どのような油を使っていけばいいでしょうか？　油は、脂質を構成する主成分の脂肪酸の違いによって「**飽和脂肪酸**」と「**不飽和脂肪酸**」にわかれます。飽和脂肪酸は肉や乳製品など動物性の脂肪に多く含まれ、バターやラード、牛脂など常温では固まっていて、中性脂肪やコレステロールを増やす原因になります。

◉オリーブオイル、アマニ油、エゴマ油がいい

　一方、「不飽和脂肪酸」は常温では液状で、植物油に多く含まれています。ヘルシーさでは飽和脂肪酸に勝ります。オリーブオイルなどのオレイン酸、サラダ油などのリノール酸、そしてアマニ油やエゴマ油に含まれる α -リノレン酸などがあります。

　油が体に悪いと言われてきたのは、少量でもエネルギーが多いから。脂質は1g当たり9kcalと、タンパク質と炭水化物の2倍以上あることから太りやすく、ダイエットの敵と見なされてきました。

　とはいえ、脂質を食べたからといって、そのまま脂肪として体につくわけではありません。糖質制限やタンパク質至上主義が幅を利かせ、肉ばかり食べる人が増えましたが、肉には体に良くない飽和脂肪酸が

多く、体脂肪になりやすいので注意です。

　ただし！　そう言うと「肉が悪い」と考える人も出てきますが、そうではありません。結局、バランスが一番重要なのです。

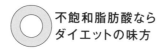

**不飽和脂肪酸なら
ダイエットの味方**

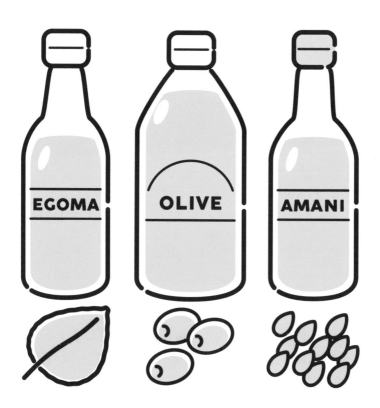

いま注目のMCTオイルは体脂肪をエネルギーとして使うのを促す

58

近年、ココナッツやパームフルーツ、母乳、牛乳に含まれる「MCTオイル」という成分が注目を集めています。日本語では「**中鎖脂肪酸油**」といわれるもので、何がスゴイのかというと、体脂肪を使いやすい状態にしてくれるというところです。

体の中でエネルギーになるものは糖と脂肪ですが、エネルギーとして使われずに余ってしまった脂肪は体脂肪として体にたまっていきます。**MCTオイルは、この体の脂肪をエネルギーとして使うのを促してくれる**というのです。

●加熱してはいけません

また、余った糖分はブドウ糖に形を変えて肝臓にたくわえられ、日常活動時にはこのブドウ糖を使って血糖値が保たれています。ブドウ糖が少なかったり、うまく血糖に変えられなかったりする人は低血糖になりやすいのですが、MCTオイルはブドウ糖を効率的にためてくれる働きがあるため、低血糖の予防にも役立ちます。低血糖だと、どうしても食欲が増して食べ過ぎてしまうので、MCTオイルには低血糖を予防するだけではなく、食欲を安定させるという効果も期待できます。

ただし、油とはいえ**MCTオイルはDHAやEPAと同様、炒め物などに使ってはいけません。一般的なサラダ油などと比べて沸点が160℃と低く熱に弱いため、加熱すると発煙などの危険性もあります。**

サラダに回しかけたり、ヨーグルトやスムージーなどに混ぜて、積極的に摂っていきたいものです。

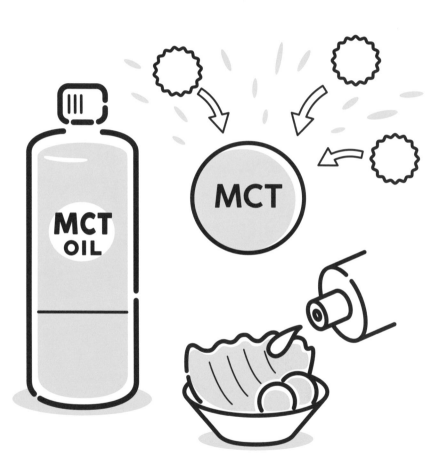

MCTオイルは
低血糖を予防し食欲を安定させる

59 体にいい
お酢の風味が苦手なら
「りんご酢」を

　健康志向の高まりで最近注目を浴びている調味料に「**りんご酢**」があります。りんご酢と普通のお酢では健康効果に違いはあるのでしょうか？

　穀物酢も黒酢もりんご酢も、健康に効果のある成分は、お酢の酸っぱさの元となっている「**酢酸**」です。

　酢酸は、疲労などによって体内にたまった乳酸を燃焼させる働きをサポートするため、疲労回復に効果があることが知られています。また、酢酸は血糖値の急上昇を抑えてくれるので、インスリンが過剰に分泌されることで脂肪がたまるのも抑えてくれます。結論としては、健康効果だけを見ると、りんご酢と普通のお酢では大きな違いはありません。

◉ドレッシングに使ってみよう！

　ではなぜりんご酢に注目が集まっているか？　それはほかのお酢よりも酸味がさっぱりとしていて飲みやすいから。**食前にりんご酢を飲むことによって血糖値が上がり過ぎないようにできます**。ほかの酢では飲みにくいですよね。ドリンクやスイーツ、サラダのドレッシングとしても取り入れやすいことからりんご酢が人気となっているわけですが、どのお酢がいいのかは、風味が好きか嫌いかで選んでも、健康効果は変わりありません。

　また、お酢は胃酸の分泌を促して胃腸の働きを活性化してくれるので、胃もたれの予防、便秘の解消にも効果があります。胃腸が弱く、

消化が悪いという人は、りんご酢を料理に上手に取り入れてみてはいかがでしょうか。**お酢は加熱しても効果は変わりません。**

　ただし、お酢は絶対に摂らないといけないというものでもありません。酢酸は脂肪の分解を促し、脂肪の蓄積も抑えてくれる作用はありますが、摂っているか摂っていないかによって体重が増減するほどの効能は望めないと考えています。

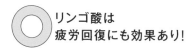

リンゴ酸は
疲労回復にも効果あり!

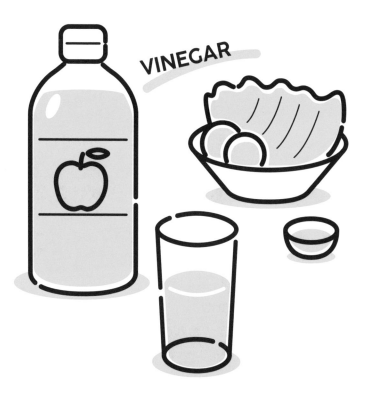

VINEGAR

体にいい「納豆」だが、食べ過ぎは「ガス」の素

「体を健康にする食べ物は何？」と聞かれて、「納豆」と答える人も多いことでしょう。**大豆を発酵させてつくる納豆には、良質なタンパク質と鉄分、食物繊維が豊富に含まれています。**

　腸内の悪玉菌を減らして腸内環境を整える、免疫力をアップさせる、骨粗しょう症や血栓、骨折を予防する、大豆イソフラボンによって更年期障害を改善させる、血糖値の上昇を抑える——納豆に含まれる**レシチンやビタミンＫ、イソフラボン、そしてナットウキナーゼ**などの栄養素の働きが注目され、納豆がまるで"万能薬"のような扱いを受けている風潮があります。納豆のニオイや食感が苦手にもかかわらず、健康のために食べている人も多いかもしれませんね。

　納豆に限った話ではないのですが、いくら「体にいい」といわれているものであっても、食べ過ぎればデメリットも生じます。

◎体にいいと思っても摂り過ぎたら意味がない

　とくに大豆製品や発酵食品、オリゴ糖、乳酸菌など、いわゆる「腸にいい」という食品を摂り過ぎると、小腸内の細菌が過剰に増殖することがあります。良くも悪くも栄養分が豊富なため、それを分解することで多量のガスを発生させたり、そのためにお腹が張って腹痛を起こしたり、便秘になってしまう恐れがあります。こうした症状を「**小腸内細菌増殖症（SIBO/シーボ）**」といいます。とくに最近、「腸活ブーム」の影響でSIBOに悩まされている人が多くなりました。

　体にいいと思って毎日納豆を食べたり乳酸菌を飲んだりしていて、

お腹がポッコリと出てしまっている人、便通が良くない人、ガスがすごく出る人というのは、もしかしたらSIBOになっている可能性があります。

　納豆を1日に2パック以上食べている人は注意してください。

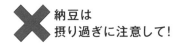

❌ 納豆は
摂り過ぎに注意して!

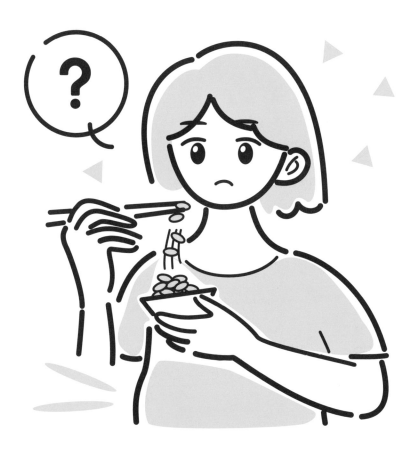

61 最高のダイエット野菜は「キャベツ」

　野菜には食物繊維やビタミンなど、ほかの食材からはなかなか摂れない栄養素が豊富に入っています。中でも不足しやすい栄養素が食物繊維です。

　野菜の中でも、実は「キャベツ」がダイエットに最適な野菜です。キャベツのダイエット効果は、主に「水溶性食物繊維による食欲、代謝の安定」「食物繊維による血糖値上昇の抑制」「食物繊維による便通の促進」の3つになります。

　キャベツは100g当たり21kcalと低カロリーなうえ、1.8gの食物繊維が入っています。中でも水溶性食物繊維が0.4g入っていて、この水溶性食物繊維が食欲と代謝を安定させる「**短鎖脂肪酸**」を増やしてくれます。また、キャベツの食物繊維は、食前に食べることで血糖値の急上昇を防ぐ働きがあります。そうすると、脂肪をためようとするインスリンの分泌も少なくなるので、太りにくくなるのです。

◯便秘に最適のレシピ

　さらに、食物繊維は腸を刺激して便通を良くする整腸作用もあります。便通が改善されればその分だけ体重は落ちます。そして腸内環境が良くなると、腸内で生成される食欲や代謝に関わるホルモンもつくられやすくなって、結果的にやせる手助けになるのです。

　キャベツのダイエット効果をさらに高める方法があります。それが、**ざく切りにしたキャベツにお酢を和える「酢キャベツ」**です。キャベツにお酢の力が加わり、さらにやせる体質になっていきますよ。

酢キャベツの作り方

（材料）
キャベツ …… 1/2個
塩 ………… 小さじ2
酢 ………… 200mℓ

（作り方）

1 キャベツの芯を切り落とし、
5mm幅くらいにざく切りする。

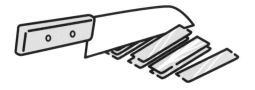

2 保存袋などに入れ、塩、酢を加えて
しんなりとするまでもむ。

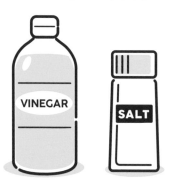

VINEGAR

SALT

3 冷蔵庫で半日保存する。

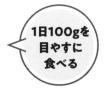

1日100gを
目やすに
食べる

砂糖を減らせる「シナモン」の増甘効果に注目!

　ダイエッターに一番嫌われている存在、それは「砂糖」ではないでしょうか。糖の摂り過ぎが肥満を招くことはこれまでにも触れてきました。

　とくに白砂糖は、精製の過程でビタミンやミネラルなど栄養素まで取り除かれるため、ただただ血糖値を爆上げさせて太らせる甘味料だと思われています。ただし、それが健康に影響するほどなのかどうかは議論の余地があるところです。

　実は、砂糖のカロリーは1g当たり約4kcalで炭水化物と変わらず、脂質の半分以下です。砂糖のカロリーが特別高いということではありません。つまり、砂糖だけが太る食品ではないのです。

　砂糖が必要となる場面は、料理はもちろん、コーヒーや紅茶、スイーツに甘みをつけたくなるとき。しかし、お腹についた脂肪が気になるからできる限り砂糖は減らしたい——それが悩みの種になっている方もいるでしょう。そんなときに使ってほしいのが「シナモン」です。

◉リラックス効果が抜群の食材

　エキゾチックな独特の香りを持つスパイスとして知られるシナモンですが、それ自体には甘い成分があるわけではなく、カロリーもありません。でも、シナモンの甘い芳香には、砂糖なしでも甘く感じる増甘効果、減糖効果があるのです。

　シナモンは血糖値を変動させないどころか、血糖値を安定させることが明らかになっています。また、シナモンの香りは自律神経に働き

かけて、体をリラックスさせる効果があるといわれています。

　コーヒーなどの飲み物にはパウダーではなく、シナモンスティックでひと混ぜするくらいがちょうどいいでしょう。砂糖なしで甘みを感じるシナモン、料理でも活用することをおすすめします。

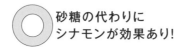

**砂糖の代わりに
シナモンが効果あり!**

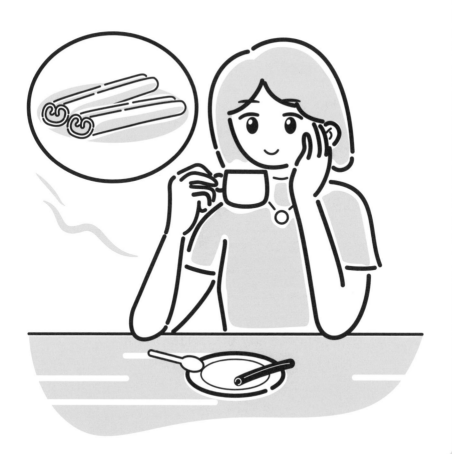

63 「唐揚げ」は 減らしなさい

　トレーニングやダイエットをしている人に人気のタンパク源といえば「鶏肉」です。鶏肉は、牛肉や豚肉などに比べて脂質が少なく、低カロリーの食材として知られています。

　「どうせタンパク質を摂るなら鶏肉で」と心がけるのはいいのですが、それが**「唐揚げ」だと少々問題あり**です。唐揚げは、油が多くてカロリーが高いですし、食欲や代謝を乱して太りやすい体をつくるため、ダイエット的にはできるだけ控えたい食べ物です。

　唐揚げは、たぶん皆さんの想像以上にカロリーが高い食べ物です。たとえば、ご飯は100gで156kcalなのに対して、唐揚げは同じ100gで約300kcalにもなります。つまり、**同じ量でもカロリーが2倍以上あるわけです。**

●糖質は少ないがカロリー過多

　また、**唐揚げには糖質が含まれておらず、血糖値が上がらないので満足感が得られにくいという特徴もあります。**そのため、ただでさえカロリーが高いのに食べ過ぎてしまい、カロリーオーバーになってしまうのです。

　さらに、100gの皮つき鶏唐揚げで約18gもの脂質が入っているなど、唐揚げの脂質の多さも問題です。高脂質食はインスリン抵抗性を招き、脂肪によって糖分の処理能力が落ちてしまい、余った糖分が脂肪に変換されて太りやすくなってしまいます。

　また、揚げ物やサラダ油としてよく使われる紅花油、大豆油、コー

ン油など（リノール酸／オメガ6系脂肪酸）は、過剰に摂り過ぎると体内では炎症を促進してしまい、インスリン抵抗性が悪化することにもなるのです。

　ダイエットをするなら、唐揚げはできるだけ避けたい食品です。ただ、禁止にすると食べたくなってしまうので、食べる量や頻度には気を遣って美味しくいただきましょう。

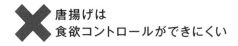

**唐揚げは
食欲コントロールができにくい**

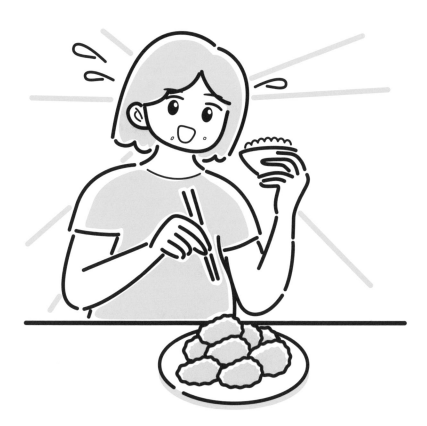

64 「ケーキ」も食べ方次第では太らない

　ケーキを食べながらやせられたら幸せだと思いませんか。

「そんな虫のいい話はないだろう」「夢物語でしょ」と思うかもしれません。とくにダイエットしている人であれば、「考えるだけで太りそうだから『ケーキ』という言葉も聞きたくない！」という人もいるはずです。

　しかし、私は「普通に毎日食べながらでもダイエットできるはず」と考えました。そこで、毎日3食の食事と別にケーキを1つ食べる生活を1カ月自分でやってみて、体重が増えるかどうかを実験してみたのです。

　その結果……**体重はまったく増えませんでした！**　しかも、お酒もそれまで通り飲みながら、とくに運動を増やすこともなかったにもかかわらず、です。私だから特別なのだと思われるかもしれませんが、太らない食べ方さえ知っていれば、毎日ケーキを食べながら太らずにいることができるのです。

　ケーキのようにハイカロリーな食品を食べても太らないでいるためには、1日のトータルカロリーを上げないということが大切。**毎日ケーキを食べたとしても、トータルのカロリーが増えなければ太ることはないのです。**

　こう聞くと、「なんだ、結局ケーキの分を食事で調整しないといけないんだ？」とがっかりしたはずです。

　答えとしては「YES」になるのですが、それは意図的にではなく、自然に調整されるように工夫をすることで、我慢とは無縁になることができます。

○食べるタイミングが重要

　間食としてケーキを食べれば、その分だけ次の食事でお腹が空かなくなるのが普通です。たとえば、ケーキはおおよそ350kcalありますが、**3時のおやつでショートケーキを食べると、夕食や翌日の朝の食事で350kcal分、お腹が空かないようになります。**

「え、そんなことはない！　ケーキを食べたって夕食もいつも通り食べちゃうよ」という人もいることでしょう。その場合、ケーキや夕食の食べ方に問題があるかもしれません。

　たとえば、ケーキを14時などの早い時間に食べたとして、夕食が20時であれば、時間が空いているので夕食時にお腹が空くのは当然です。そこでふだん通りに夕食を摂ってしまうと、1日のトータルカロリーはオーバーしてしまいます。

　ケーキを食べる時間・タイミングが太るかやせるかの分かれ道になるようです。16時など夕食に近い時間にケーキを食べたり、夕食を18時などに早めれば、夕食はその分、少なめに自然と調整されるのです。**つまり、ケーキを食べて太らないポイントは、「ケーキを食べる時間を夕食に近い時間にする」「夕食を早めにする」の2つです。**

　また、「用意されたから」「時間だから」という理由で、夕食をいつも通り食べるのも問題です。体は、「ケーキを食べたせいで、まだお腹が空いていないから食べる必要ないよ」という自然調整のサインを無視して、ただ習慣として食事をしていませんか？

　食事の前に、自分自身に「**本当にお腹が空いているかな？**」と問いかけるように意識すれば、ケーキを食べた分は自然に調整されて、太らないように食欲コントロールができるようになります。

　ダイエットはしたいけど、ケーキも食べたいというのであれば、ケーキを食べた後の食事や翌日は、とくにお腹具合を意識して食事をするようにしましょう。お腹が減っていないのに、「時間だから」といって食べる必要はまったくないのです。

65 「焼肉食べ放題」では「ご飯ファースト」で

「明日、焼肉食べ放題に行くんですが、太らない方法ありますか？」

この手の相談は、SNSのDMに毎週末のように届きます。ケーキに続いて相談が多いのが、焼肉などの「食べ放題」です。

はっきり言いましょう——**食べ放題に行っても太りません！**

もしそれで太るというのなら、問題は食べ放題ではなく、食べ方にあります。

食欲コントロールができている人は、毎日食べ放題に行っても太りませんし、私自身もその自信があります。なぜなら、「食べ放題で太らない食べ方」を熟知しているからです。

◉「食べ放題」にだまされない！

夕食を「焼肉屋で食べ放題の外食にしよう」と決めたら、「じゃあその前のお昼を軽めに済まそう」「朝から断食にしよう」なんて考えませんか？　**食べ放題の前に、まずは食事量を調整するのをやめてください。**

気持ちはわかります。「元は取りたいし、せっかくだからたくさん食べたいし、でも太りたくないから前の食事を軽くしよう」と考えるのは当然ですよね。

ただ、ここで気づいてほしいのは、「食べ放題に行ったら必要以上に食べる」という考えが前提になっていることです。

やせているほとんどの人は、食べ放題だからといって食べ過ぎを恐れるなんてことはないですし、逆に張り切ることもありません。いつ

もの食事と同じように、自分が満足できるだけ食べれば終わります。

　多少はいつもより多く食べるかもしれませんが、「せっかくの食べ放題、もったいない！」と、意気込んで食べることはないのです。

◉ 食べ放題を楽しみながらやせる唯一の方法とは

　何も食べ放題だからといって、お腹がはち切れそうになるまで食べる必要はないのです。だいたい、夜に備えて朝食や昼食を抜いてしまうと、食べ放題で必要以上に食べ過ぎてしまいがちです。朝昼に食事を抜くと体のエネルギーが不足するため、**「たくさん食べないとエネルギーが足りない！」**と自律神経とホルモンが反応して食欲を強めてしまいます。その状態で食べ放題に行くと……言うまでもありませんね。

　そうではなく、朝も昼もふだん通りに食べて、食べ放題においても適量、あるいはちょっと多いくらいで自然と終われるのが、やせる食べ方です。

　また、焼肉の食べ放題で食べ過ぎを防ぐ食べ方があります。**それは、ご飯物を最初に食べること！　ビビンバやクッパなどのご飯物を先に食べて、その次にサラダ、そしてお肉という順番です。ご飯を先に食べることで血糖値が上がり、満足感が高まるので、食べ過ぎることはありません。**

　焼肉の食べ放題だと、あえてご飯を抜いてお肉をたくさん食べようとする人が多いものです。とくに糖質制限をしていたり、お酒を飲む人もご飯類は食べません。でも、お肉だけだと血糖値が上がらないので、量をたくさん食べて胃を膨らませることでようやく満足できるので、食べ過ぎにならないほうがおかしいのです。

　ふだんはデザートなど食べないのに、食べ放題に行くといっぱい食べる人もいますが、これは肉でお腹がいっぱいでも血糖値が上がっていないため、甘いものが欲しくなるわけです。こうなると、明らかに

カロリーオーバー、太って当然です。

　焼肉食べ放題で太らないコツは、ご飯物から食べること。ご飯を食べることで血糖値を上げ、サラダを食べて胃の満足感を高めておけば、お肉を必要以上に食べなくなります。

「せっかくの焼肉なのにもったいない〜」と感じるかもしれませんが、焼肉食べ放題を楽しみながらやせるためには、この食べ方しかありませんよ。

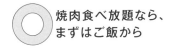

焼肉食べ放題なら、
まずはご飯から

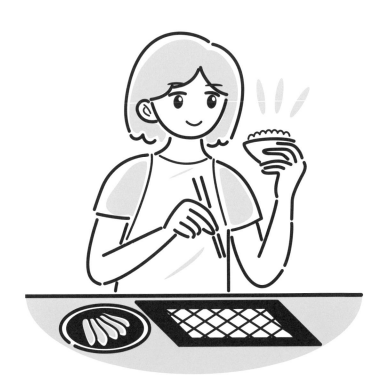

Chapter

4

「楽々サイズダウン」を
かなえる
毎日の習慣

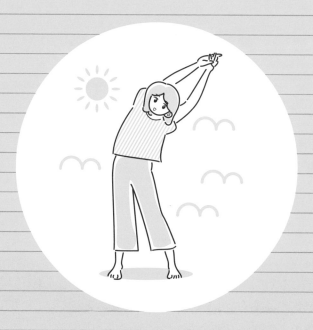

66 特別なことをしていないのに、 やせている人の秘密

　私はちょっとしたセレブな人たちの集まりでセミナーを開いたことがあるのですが、出席している皆さん、食べるのが遅かったことを覚えています。皆さん細くてスタイルも良かったのですが、それ以上に印象に残っているのが、**食べ物を一口食べるたびに箸を置くことでした。**

　一方で、太っている人と食事をしたこともありますが、「いつかんでいるのだろう？」と思うほど、食べるのが早くてビックリしました。口の中の食べ物を飲み込む前に、また次の食べ物を頬張っていくのです。「もうお腹がいっぱい」という信号が脳の満腹中枢に届く前に、いっぱい食べておかないと損だとばかりの勢いに圧倒されました。

　食べ始めてから満腹中枢が刺激されるまでに15〜20分ほどかかるといわれています。**やせている人はゆっくり食べるので、途中で満腹になったら「食べられないものは残そう」と考えます。**太っている人は早く食べるので、お腹がいっぱいなど関係なく、出ているものを全部食べてしまい、その結果、自然にカロリーオーバーしてしまうのです。

◯器はワンサイズ小さいものを使う

「ご飯をよそうお茶碗を替えるだけでやせる」と言ったら驚くでしょうか？　もちろん、これまで使っていたものより小さいものに替えなくてはいけませんよ。

　面白いことに、**同じ量をよそっても、人間の脳は小さいお茶碗のほうが満足感は高くなって、少ない量で食事を終えることができるように**なるのです。

器の大きさと食べ物の消費量に関する実験はスナック菓子やアイスクリームでも行われていて、器やスプーンの大きさで食べる量が変化することが証明されています。

　ただし、**ご飯など炭水化物を減らすとPFCバランスが崩れてしまうので、ご飯茶碗には手をつけず、おかずをよそう器を小さくすることで脂質を減らし、サラダや汁物の器は大きくしてたくさん食べるのが理想的です。**

　実は、食べ物だけではなく、飲料も器の大きさは飲む量に影響します。私は、嗜好品としてお酒やジュースを飲むのは良いことだと考えています。カロリーや栄養分を気にして、やせるために禁止にする必要はありませんし、それで人生の楽しみが減ったら本末転倒です。私自身、お酒が大好きだということもありますが。

　ただ、カロリーの多いお酒や甘〜いジュースの飲み過ぎが良くないのは知っての通りです。**これもお茶碗と同じく、グラスやコップなどを小さいものに替えると同じ量でも満足感が変わります。**逆に、体にいいスープなどを多く飲むときは幅広の器で飲むほうがいっぱい摂取できます。

　また、安いプラスチック製のコップよりも、高級グラスを使ったほうが飲む量も減るのだとか。

● 空腹時にシャワーを浴びると食欲が落ち着く

　「お腹空いたなあ」と思っているときに、シャワーを浴びたり、お風呂に入ったりすると、割と食欲が落ち着くということがあります。入浴によって自律神経が刺激されたからだと考えられます。

　自律神経は胃腸の働きにもろに影響しているので、それで食欲が落ち着くということがあるのです。

　このように、ちょっとした習慣がやせることにつながりますので、頭を柔軟にしてダイエットに取り組んでいきましょう。

「コーヒー」には食欲抑制や代謝アップの効用も

　私たちの身近にある嗜好品の代表として「コーヒー」があります。比較的最近まで、コーヒーは「いっぱい飲むのは胃に悪い」「カフェインの摂り過ぎは体に良くない」といわれていました。

　でも、今ではコーヒーが体にいいというデータが世界中で次々と発表されています。

　「コーヒーを1日3〜4杯飲むと、まったく飲まない人に比べて全死亡リスクが24%低下」

　「コーヒーを飲む人のほうが呼吸器疾患の発症率が低い」

　「1日1杯以上のコーヒーで、女性の糖尿患者の全死亡リスクが約5〜6割低下した」

　そのほか、結腸ガンの再発や、大腸ガン、膀胱ガンのリスクを減らす可能性など、コーヒーが体に有用であることが示されています。

　では、ダイエット効果についてはどうでしょうか？

　コーヒーには食欲を落ち着かせる効果があり、食べ過ぎを防ぐ補助をしてくれることがわかっています。とくに昼食後のコーヒーは、カフェインの有害性を最小限にしながらトータルの摂取カロリーを減らすことにつながるようです。**アメリカのノースウエスタン大学の研究では、コーヒーには食欲を抑えたり、代謝を上げたりすることに関わる物質が入っていることが明らかになりました。**

　コーヒーの食欲抑制効果は、コーヒーに入っているカフェインによる影響が大きいようです。カフェインといえば眠気覚ましで知られていますが、疲労回復や体温上昇効果など、さまざまな健康効果が証明されています。

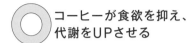
コーヒーが食欲を抑え、
代謝をUPさせる

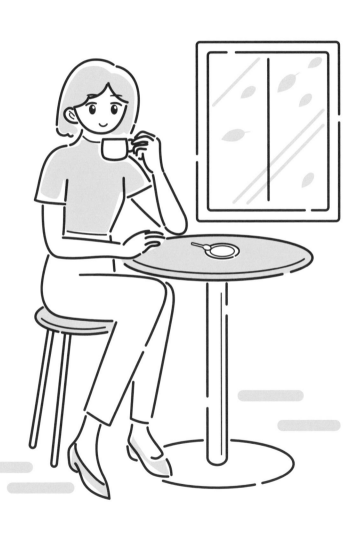

◯コーヒーを飲むなら1日5杯未満に

　カフェインは自律神経の中でも交感神経を刺激して、体を活動状態にする作用を持っています。コーヒーを飲むと眠気が消えるのはこのためです。

「腹が減っては戦ができぬ」といいますが、交感神経を刺激すると胃腸の活動が抑制されるため、食欲が落ち着いていきます。

　いつもランチの後の甘いスイーツが習慣になっている人は、**スイーツを食べる前に1杯のコーヒーを飲むと、食欲が落ち着くので、食べ過ぎを防ぐことにつながります。**

　コーヒーに関してはまだまだ未知な部分が多いですが、今後も多くの健康効果が証明されていくのではないかと考えています。

　その一方で、コーヒーの有害性についても触れておく必要があるでしょう。カフェインは体を興奮させる作用があるので、知覚過敏にイライラ、不安、睡眠障害（入眠困難、中途覚醒、早朝覚醒）、血圧上昇、不整脈など、そのデメリットもたくさんあります。

　ダイエットの観点からは、カフェインの睡眠への影響を考えて、夕方以降は飲まないようにしたほうがいいでしょう。

　カフェインの量に関しては、1回摂取量が200mg（コーヒー約2杯）以内、1日摂取量が500mg（約4.5杯）以内であればカフェインによる有害性は心配ないとされています。

　カフェインによる影響は個人差も大きいため、1日2〜4杯であれば健康への影響はないと思います。

　国立がん研究センターの分析では、1日5杯以上飲むと死亡リスクが増えるのだとか。いくらコーヒーが体にいい、やせるとはいっても、1日5杯未満にするのがいいですね！

やせたいなら ガムをかみなさい

　ここのところタブレット菓子などに押されて「お口の恋人」の座から転落しつつある「ガム」。お口のエチケット効果はもちろん、集中力をアップさせることでも知られています。

　かむことでさまざまな風味を楽しめるガムですが、実はダイエット効果があるというのをご存じでしょうか？

　日本咀嚼学会雑誌に掲載されていた論文には、**食前にチューインガムをかんでから食後に血糖値の変動を測ったところ、食事によって分泌されるインスリンが少なかった**とあります。これは、ガムの「咀嚼」が糖の代謝に何かしらの影響を及ぼし、それによってインスリンの分泌を抑えて、ダイエット効果につながるのでは——と考えられるということです。

　これが意味していることは、ガムをかむことは糖質制限、いわゆる**「低インスリンダイエット」と同じ効果が期待できる**ということ。

　インスリンは過剰に分泌されると脂肪の蓄積を促すことから、ダイエッターたちは血糖値とインスリンに神経質になり、食べ物を低GI値のものに限定したり、いちいち食品の糖分量をチェックしたりしています。

　しかし、食前に15分ガムをかむだけでインスリンの分泌を抑えられるのなら、これを無視することはできませんね。

◉ 食前のガムが満腹中枢を刺激する

　食べ始めてから満腹中枢が刺激されるまでに15〜20分ほどかかり

ますが、食前にガムをかむことで食事の前から満腹中枢に働きかけることができます。その結果、食欲が抑えられ、摂取カロリーを抑える効果があるのだともいわれます。

また、**かむことによって、顔全体に分布している表情筋が鍛えられることから、シワやたるみ、ほうれい線の予防、小顔効果といった美容の効果も期待できる**とする歯医者さんや美容関係者もたくさんいます。

さらに、かむことは気分や食欲を安定させるセロトニンの分泌を促します。そのため、日中にガムをかむ習慣があると、ストレスによる暴飲暴食を防いでくれることでしょう。

● ガムは誰でも実践できる「やせ習慣」

ガムの甘さが気になるところですが、カロリーがそこまで高いものではありません。ノンシュガーであれば1粒十数kcal、高いものでも50kcal前後がよいところです。

間食をガムで済ませられると、間食分のカロリーを減らすことができます。ちょっと小腹が空いたときや、口さみしさで間食をしたくなったときは、スイーツなどではなく、ガムをかむとカロリーも抑えつつ空腹感を抑えることができるのです。

カロリーが低く、かむ回数が増えることで満腹中枢が刺激され、血糖の調節機能が働いてお腹が空きにくくなる——ガムをかむことは誰でも手軽にできるので、「小腹が空いたらガム」を習慣にするのがいいでしょう。

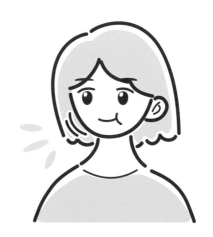

同じ量を食べても よくかめば太らない!

「よくかんで食べなさい」――昔からの経験則で「かむことの大切さ」を伝えてきた言葉です。

親御さんにこう言われて育った方も多いのではないでしょうか。

食べ物をかまないで丸のみしたり、飲み物で流し込んだりすると、胃に大きな負担がかかります。胃痛や、胃酸の出過ぎによる胃潰瘍、胃食道逆流、最悪の場合は胃ガンなどにつながっていく恐れがあるので、消化しやすいようにまず口で食物を細かくすることが大事です。

食べ物をよくかまずに胃に流し込むと、満腹中枢への刺激を弱くするので、満腹を感じるタイミングが遅くなります。 そうなると、脳が「もうお腹いっぱい! これ以上食べなくてもいいよ」という信号を送る前に大量の食べ物が胃に送られてしまうので、太ってしまうのです。

このときに血糖値が急激に上昇して、それを抑えるためにインスリン分泌量が増加します。これまでも触れてきたように、インスリンが過剰に分泌されると脂肪の蓄積を促す作用があるので太りやすくなります。**肥満の原因ともいえるインスリンは、早食いをするとたくさん分泌されるのです。**

食事でかむ回数が多くなると満腹中枢が刺激されて、満足感が得られやすくなるため、結果としてカロリー摂取量が減りやすくなります。

よくかんで食べると食事時間は長くなりますが、満腹に達する時間が早くなるため、満足できて食事を終えられます。

ゆっくり食べるデメリットは、友達などと食事をしているとひとりだけ食べるのが遅くて気まずいということくらい。だいたい、早メシを称賛されるのは、グズグズしていたら命の危険がある戦争などのと

きだけです。食べ物をじっくりかんでゆっくり食べるのは、健康面ではメリットしかないですよ。

◉脂肪が分解されやすくなる食べ方とは?

「かむ」行為には、代謝をアップして消費カロリーを高める効果も期待できることがわかってきました。また、かむことが脂肪を分解する自律神経の働きを促し、さらに中性脂肪の合成を抑えることもわかってきました。つまり、かめばかむほど脂肪が分解されやすくなるうえに、脂肪がつくられにくくなるということです。

また、実は食事をするときにもカロリーが消費され、それが全消費カロリーの10%を占めるといわれています。食事をするときには口を動かしますし、消化器官も働かせるので、そのためにカロリーを消費するのは理解できますが、それが10%とは驚きです。

それから、食欲を抑える働きのあるホルモンが寝不足になると減ってしまうことには先に触れていますが、かまない人ほどこのホルモンの働きが悪くなるかもしれないといわれています。つまり、よくかまないと食欲が抑えられないかもしれないのです。

このホルモンは自律神経を介して代謝を上げる作用もあるため、かまないと代謝アップの効果も低くなってしまいます。

そのほかにも、かまないことでアゴ周りの筋肉の発達が低下し、表情が乏しく、口がポカンと開きやすい状態になるともいわれています。

私自身、20代前半まではまったくと言っていいほどかむことを意識していませんでした。ただ、**健康について学び始めてかむことの重要性を知り、毎食玄米ご飯にして一口30回かむことを意識**していたら、今となってはそれくらいかまないと飲み込めないようになっています。

よくかまなくてもやせる方法は別にありますが、お金もかけずに誰でもできて、効果もかなり高いので、意識して「かんで」食べましょう。

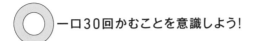

一口30回かむことを意識しよう!

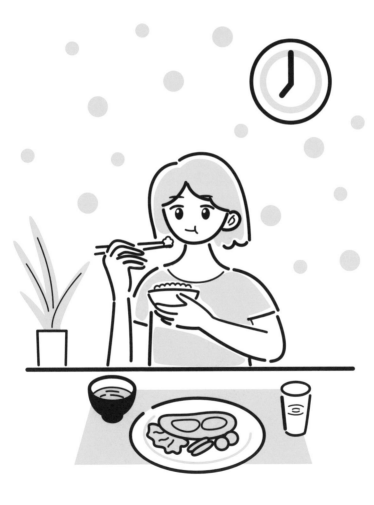

70 腸内細菌が太りやすさを決める!

　便秘改善やダイエットだけではなく、免疫力を強化することでも「腸内環境」に関心が高まっています。

　健康に関する雑誌や書籍、テレビ番組などでも頻繁にテーマとなり、2023年1月現在、Amazonで「腸内環境」とキーワード検索すると905冊もの書籍が見つかりました。

　私がダイエット指導をしている生徒さんの半数近くは、実際に便秘やお腹の張りなど腸内環境の悩みを抱えています。「やせたいのはもちろん、便秘を何とか解消したい」という生徒さんも少なからずいらっしゃいます。

　ご存じの方もいるかもしれませんが、実は腸内環境の改善がダイエットに大きく関係します。

　人間の腸内（主に大腸）には約1000種類、100兆個に達する腸内細菌が生息しています。腸の中の細菌だけで、重さにしてなんと1〜1.5kgにも及ぶというのですからびっくりですね。これらの腸内細菌がお互いに作用し合いながら、腸の中でひとつの生態系をつくっています。

　腸内細菌は「善玉菌が2割、悪玉菌が1割、日和見菌が7割」という分類を聞いたことがあるのではないでしょうか。体に役に立つ働きをするのが善玉菌、悪い働きをするのが悪玉菌と言ってきましたが、同じ菌でも人によって善玉か悪玉かが変わることがわかってきて、最近はあまりいわれなくなりました。また、悪玉菌を0にするよりも、それを含めて菌の多様性を腸内で維持するほうが健康につながることがわかってきたのです。ただ、ここでは単純に考えて、この言葉を使っていきます。

腸内環境は善玉菌と悪玉菌のバランスによって整ったり崩れたりします。悪玉菌が多くなると腸の動きが悪くなって便通も悪化し、肌荒れの問題も起こります。また、お腹が張ったりおならのニオイが臭くなったりします。**腸内環境の状態を示すのが便の色。普通であれば便は黄色に近い茶色ですが、悪玉菌が多くなると黒ずんできます。**

◎ 食物繊維、発酵食品、オリゴ糖が善玉菌の大好物

腸内細菌のうちのいくつかは、食べ物を分解して「短鎖脂肪酸」という物質をつくります。短鎖脂肪酸が血液に乗って脂肪細胞にも届くと、脂肪細胞は脂肪を取り込むのをやめてしまいます。短鎖脂肪酸が「栄養は十分なので、もう脂肪としてためる必要はない」というメッセージを脂肪細胞に伝えるのです。

また、**短鎖脂肪酸は自律神経にも働きかけ、交感神経を刺激します。**すると代謝が活発になり、摂取したエネルギーを消費し始めます。まさに、人体は天然の「肥満防止システム」を備えているわけです。

しかし、腸内環境が悪くなると、短鎖脂肪酸の生産量がガクッと減ってしまいます。そのため、脂肪細胞はどんどん脂肪をため込むうえ、エネルギーの消費も活発にならないので、太りやすくなるのです。

短鎖脂肪酸をつくり出す善玉菌の大好物となるのが、食物繊維に発酵食品、そしてオリゴ糖。つまり、野菜や果物、ヨーグルト、納豆、漬け物、味噌、そしてハチミツなどです。本書でも触れてきた食材が多いですね。

最近の研究成果を持ち出すまでもなく、野菜を中心としてバランスの取れた食事をすれば、健康、ひいてはやせることにもつながることはおわかりになると思います。

肥満防止に役立つ物質を生み出してくれる善玉菌の大好物を食べているのだと思えば、食事の時間もより楽しくなりますね！

たった15分の「昼寝」が
カロリー摂取を抑える

　私が20年以上欠かさず続けている習慣に「昼寝」があります。夜の睡眠時間の長短に限らず、昼食後には横になって、必ず15分以内で起きるようにしています。

　高校時代、夏休みに朝から野球部の練習に行って、お昼を食べた後に寝始めたのがきっかけです。昼寝が朝から運動した疲れを回復させ、午後の活動を効率化することを実感し、今でも続けているのです。

　昼寝にはさまざまな健康効果が報告されています。**たとえば、「記憶力・集中力の向上」「感情の安定」「免疫機能の向上」「学習能力の向上」「運動パフォーマンスの向上」「病気の予防」などです。**

　その一方で、昼寝を繰り返すと高血圧や血管疾患、うつ病、糖尿病、骨粗しょう症などのリスクが上がるという研究もあります。

　ただし、これは高齢者や、1時間を超す長時間の昼寝を繰り返す人に当てはまることだと私は思います。私のように15分程度の短時間の昼寝をする人には当てはまらないと考えています。それどころか、**昼寝はダイエットにも効果がある**と私は考えているのです！

　食べ過ぎてしまう要因のひとつに、眠気や疲れなどがあります。眠かったり、体がだるかったりすると、それを誤魔化そうとして食べ過ぎてしまうことがあるのです。

　また、こうした状態のときは脳（前頭葉）の働きが悪くなっているので、「もうこれ以上は食べないほうがいい」「これはハイカロリーだからこの辺でやめておこう」という冷静な判断ができなくなっています。頭が働かないせいで、「まぁ、いっかー」と食べ過ぎてしまうのです。

　そんな**眠気やだるさを原因とする夕食の食べ過ぎを防いでくれるの**

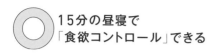
○ 15分の昼寝で
「食欲コントロール」できる

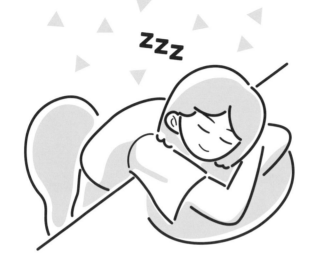

ZZZ

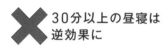
✕ 30分以上の昼寝は
逆効果に

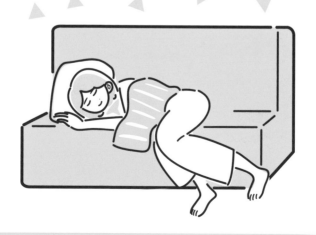

が短時間の昼寝です。ほんの15分の昼寝でも眠気や体のだるさが解消できるので、結果として食欲が落ち着くことになります。

　中央大学が行った実験では、机にうつ伏せで15分の昼寝をすると、午後の眠気が減ったことが確かめられました。

　また、短時間の昼寝には、午後の眠気から生じる食欲を抑えて、おやつによるカロリー摂取を減らす効果が期待できるといわれています。

●30分以上の長い昼寝はNG

　昼寝がダイエットにもいい影響を及ぼす可能性はわかったとしても、職場や外出先ではどうしたらいいのかという声もあるかもしれません。

　理想的な昼寝は、ベッドで横になって15分間寝ること。私の場合、昼食後ゆっくりして、眠気が生じたらマットレスに横になって5〜15分の昼寝をします。横になることで重力の影響から解放されるので体がリラックスし、昼寝の効果を高めることができます。

　もちろん、このような昼寝ができる人は限られているということは理解しています。その場合は机にうつ伏せで寝るのでもいいですし、それも難しければトイレで5分ウトウトするだけでも効果があります。とにかく少しでも脳を休ませることが目的です。

　気をつけていただきたいのは、けっして長く寝ないということ。15分を超えて長く寝てしまうと深い眠りに入ってしまい、起きた後もスッキリするどころか頭がボーッとしてしまいます。へたをすると、逆に何かを食べたくなってしまいます。

　ここで役に立つのがコーヒー。カフェインが効果をあらわすのは摂取後15分以降だといいますから、昼寝の直前にコーヒーを飲むと、スッキリと目覚めることができるはずです。

　午後になるといつも眠気と戦っている人や、睡眠時間が6時間を切るような人は、短時間の昼寝は本当に効果的ですので、試してみてください。

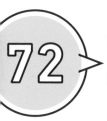

夕食での
食べ過ぎを防止する
「夕方のおにぎり」活用

どうしても夕食を食べ過ぎてしまってダイエットに失敗するという場合、日中の仕事や家事、育児で頭も体も疲れていることが関係しているかもしれません。また、私のようにお酒を毎日飲む人は、その影響も重なって食べ過ぎが起きることもあります。実際、私が食べ過ぎるのは朝でも昼でもなく、夜の場合がほとんどです。

夕食で食べ過ぎてしまう原因は、主に「低血糖」「身体的疲労」「脳疲労」の3つ。まず低血糖ですが、これには次の食事までの時間が大きく関係しています。もし昼食が12時、夕食が20時だとすると8時間もあくことになります。普通、朝食と昼食の間はそこまであいていないですよね。

血糖値は食事から摂る炭水化物と体内でつくられる糖の2つによってコントロールされています。体内でつくる糖分はホルモンでコントロールされていますが、夕方の16時前後は血糖値を保つホルモンが少なくなって血糖値が下がりやすい時間帯なのです。

夕方に低血糖の状態のまま夕食に入ると、勢いよく食べてしまうことから早食いとなって、結果的に食べ過ぎてしまいがちです。

夕方に脱力感やイライラ、頭痛などの症状があり、夕食を食べ過ぎてしまう場合は低血糖による過食かもしれません。その場合、**夕方から夕食までの間におにぎりなどの糖質を補給して低血糖にならないようにすると、夕食での食べ過ぎを防ぐことができます。**

次に身体的疲労について。朝から動き続けていると、夕方は身体的に疲れが出ます。ふだんは誰も意識していませんが、私たちの体は重力ストレスを受けていて筋肉や心臓などに負担がかかっています。体

重を支えるために筋肉を使いますし、重力に逆らって血圧を保つために心臓は頑張って働いているからです。

当然のことながら、寝起きの朝よりも夕方のほうが身体的な疲労がたまっています。身体的な疲労がたまると、その疲れを誤魔化すために食べ過ぎてしまうのです。

こうした場合は、夕方に５分でもいいので横になることが理想です。少しの時間でも重力の影響から解放されると、それだけで肉体的な疲労が少し回復して、食に走ることはなくなるものです。

◎脳が疲れると食べ過ぎてしまう

夕方は体だけでなく脳も疲れています。人間の脳は計算作業などを繰り返して実施すると、脳（前頭葉）の血流量が減って集中力が落ちていきます。**こうした状態を「脳疲労」といいますが、夕方は脳疲労が起こりやすい時間帯です。**

生活していると、常に何かを考えて決断しなければいけません。たとえば、「今日は何を着て会社に行こうか」「お昼ご飯はどこで食べようか」「どの仕事から片づけていくべきか」など、人は１日に３万回以上の決断をするといわれています。大人の呼吸回数は１日約２万〜３万回といわれていますから、呼吸数と変わらないんですね。この決断する回数が増えるほど脳は疲れて決断する力がなくなっていきます。

脳疲労を引きずったまま夕食に突入すると、本人は普通のつもりでも食べ過ぎに。そして、体を動かすことがおっくうになり、エネルギーが余ることから太っていきます。

脳はブドウ糖だけをエネルギーとしています。脳疲労を回復させるためには、糖分の補給が効果的。そこで、低血糖への対策と同じように、夕食前の夕方におにぎりを食べることが有効です。

一見、食べ過ぎとは関係ないようですが、「夕方の５分の休憩」と「夕方のおにぎり」で、夜のカロリーオーバーは防げるかも！

夕方のおにぎりが
食べ過ぎを防ぐ

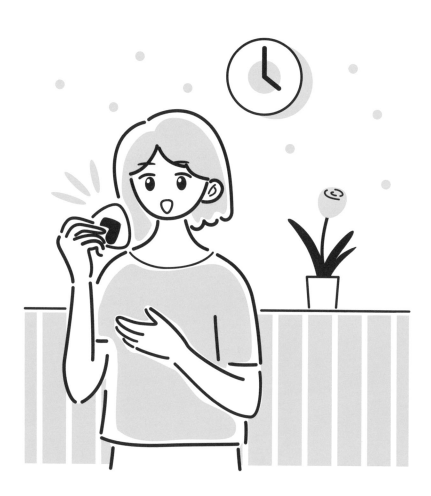

73 「スマホ依存」は ダイエットの大敵

　今や、スマホなしの生活は考えられないという人も多いことでしょう。1日にどれくらいスマホを使用しているか、iPhoneなら「設定」の「スクリーンタイム」を、Androidなら設定アプリから「Digital Wellbeingと保護者による使用制限」をタップすることで確認できます。

　電車の中でも大半の人はずっとスマホを触っていますよね。私にとっては仕事の道具でしかありませんが、SNSやゲームをしたり、マンガや動画を見たり、今や生活に欠かせないツールです。

　でも……スマホを使うことがダイエットに悪影響を与えていると言ったら驚くのではないでしょうか？

　その理由は、主に「脳疲労を起こす」「依存する」「睡眠を阻害する」「不安、焦りを生む」の4つです。

　スマホには、次から次へと新しい情報が入ってきます。とくにSNSのアプリを開けば毎日何万、何百万というコンテンツが投稿されています。

　それに対するあなたの脳はひとつしかありません。脳は情報を処理できる上限が決まっており、処理すればするほど疲れて判断力が落ち、脳疲労が起こってしまいます。スマホからの大量の情報を処理することで脳疲労を起こすと、理性を司る前頭葉の働きが悪くなって、最悪の場合、本能のおもむくままに食べるようになってしまいます。

　また、スマホが持つ依存性や中毒性に対しても警鐘が鳴らされています。とくにSNSには脳の「報酬系」を刺激し、依存させる仕組みがあります。

　たとえばインスタグラムで写真を投稿したとき、「この投稿は『い

いね』をたくさん押してもらえるかもしれない！」と期待します。そして実際に「いいね」をもらえると、脳の中でドーパミンが大量に分泌されます。ドーパミンは体を興奮させるホルモンで、一時的な幸福感もつくる一方、依存性を高めてしまう側面もあります。

　SNSでこうしたことを繰り返してドーパミンを使い過ぎると、だんだん強い刺激がないと満足できないようになってしまいます。やがて、それは味覚にも影響して、味が濃いものをたくさん食べないと満足できなくなり、ついついハイカロリーのものを食べ過ぎてしまうことにも。

◉SNSのダイエット成功事例が不安や焦りに

　夜にスマホを見てから寝ようとすると、睡眠時間が短くなるだけでなく、睡眠の質も悪くなります。スマホやパソコンの画面から発せられるブルーライトが、**睡眠に関わる「メラトニン」というホルモンの分泌を抑えてしまうから**です。そのため睡眠が浅くなったり、体内時計が狂ったりします。

　また、SNSやネットニュースを見て脳が興奮したり不安を感じたりすると、なかなか寝つけなくなります。とくに、ダイエットに成功している事例をSNSで目にした結果、不安を紛らわすためについ食に走ったり、焦って無理な食事制限や運動をしてしまい、結果としてダイエットが失敗することもよくあります。

　こうならないためには「スマホ断ち」ができればいいですが、それが難しい場合、スマホとは必要最小限の付き合いにとどめること。隙間時間にちょっとSNSをのぞこうとするのはやめましょう。

　スマホは確かに便利なツールですが、ツールを使うのは私たち側であって、ツールに振り回されるようなことがあってはいけません。**「電池残量が25％になるまで充電しない」**などと決めておくと、ムダに触ることが少しは減るかもしれませんよ。

糖質カット、カロリーオフのお酒でも、飲み過ぎれば太る

「ビールを飲むと『ビール腹』になる」

「焼酎やウイスキーなどの蒸留酒は糖質が入ってないから太らない」

　こんなことを聞いたことがあるのではないでしょうか?

　お酒に関するダイエット理論は、「アルコールが問題ではなく、糖質が多いお酒だと太る」が主流です。

　お酒は、ビールや日本酒、ワインのように原料を発酵させて造る醸造酒と、焼酎やウイスキー、ジンのように醸造酒を蒸留して造る蒸留酒があります。**醸造酒には糖質が入っており、蒸留酒には糖質がほとんど入っていません。**糖質が太る原因と考えるなら、蒸留酒は太らないことになります。今は「糖質カット」「カロリーオフ」をうたったビールや日本酒も販売されています。

　しかし、お酒を飲んで太る人と太らない人の違いは、たしなむお酒の種類ではありません。**お酒で太るかどうかは、要は「お酒の飲み過ぎ」か、あるいは「お酒のせいで食べ過ぎ」の2つによります。**

　お酒を飲み過ぎると、アルコールを分解するために肝臓に負担がかかります。炭水化物もタンパク質も脂質も、肝臓が体内で使える形に処理してくれないと、栄養として利用できません。肝臓がアルコール処理で忙しくなって栄養をつくれなくなる結果、エネルギー不足になることから食べ過ぎてしまったり、代謝を落としてしまったりするのです。

　また、肝臓は食べ物が体内にない時間は、血糖値を保つために頑張って働いています。食べたときにため込んでいた糖分を分解して血糖として使ったり、タンパク質や脂質から糖をつくり出して血糖値を保っ

たりするのも、肝臓の働きによるものです。

　急性アルコール中毒で死ぬことがあるように、アルコールはある種の毒物だと言うこともできます。**お酒を飲み過ぎると、肝臓は毒性の高いアルコールの分解にかかりきりになるので、血糖値が保つことができなくなります。低血糖となる結果、自律神経とホルモンのバランスが崩れてしまって食欲が乱れることから、食べ過ぎてしまうのです。**

　お酒を飲み過ぎた翌日、「お腹には食べ物が入っている気がするけど、何か食べたい」と感じることがあります。それは、前日に食べたものが消化できていないものの、アルコールのせいで血糖値を保てずに低血糖になってしまっている可能性が高いです。

◉「ビールは太る」もウソ

お酒を飲むと、人間の理性を司る前頭葉の働きが悪くなります。

　アルコールによって脳の働きが悪くなると、「これ以上は食べ過ぎだから食べないほうがいい」「この時間にラーメンを食べたら太るから我慢」といった冷静な判断ができなくなって、ついつい食べ過ぎてしまうことも。

　さらに、適量以上のお酒を飲んだ後は、「トイレが近くなって夜中に目が覚める」「睡眠時無呼吸症候群が悪化する」など、睡眠に悪影響を与える可能性があります。何度も触れてきたように、睡眠トラブルは自律神経とホルモンのバランスを崩して、食欲と代謝を乱します。

　このように、アルコールによるダイエットへの影響は、お酒の種類はあまり関係なく、アルコールを摂取し過ぎることによる代謝の低下、食欲の乱れによる食べ過ぎが問題となるのです。

　お酒とダイエットの関係の結論としては、ビールを飲もうが焼酎を飲もうが、飲み過ぎなければ問題ないし、飲み過ぎれば太ってしまう可能性が高いということ。飲むなら"ほどほど"を心がけて、お酒を楽しみましょう。

ダイエットのために
お酒をやめる必要はない

「ダイエットするならお酒はやめないといけないですか？」

この質問もSNSなどでよく聞かれることです。

「アルコール中毒でないならやめる必要はないです」「毎日お酒飲みながらやせることもできます」「お酒も付き合い方次第です」。

これが私の答えです。何を隠そう、私自身がほぼ毎日ワイン1本程度のお酒を飲んでいます。だからこそ、アルコールの弊害もよく理解していますし、お酒を飲んで太る理由も、逆に飲みながらやせるコツもわかります。

お酒が好きな人はお酒をやめてストレスをためるよりも、お酒を楽しみながらダイエットをしたほうがよいと考えています。

お酒を飲むときは、カロリーオーバーを気にしてご飯を抜く人が多いですよね。でも、**ダイエットの観点からは、お酒を飲むときほどご飯を食べたほうがやせやすくなります。**前項でも触れたように、お酒を飲むと肝臓がアルコールの分解のために働くので血糖値が下がりやすくなり、その結果、自律神経とホルモンのバランスが崩れて食べ過ぎてしまうからです。

「お酒を飲んだら締めのラーメン」「私の締めは甘いスイーツ」など、飲酒後の「締め」がやめられないのは、アルコールによる低血糖のせいです。こうした余計な食べ過ぎを避けるためにも、お酒を飲むときほど炭水化物を食べたほうがいいわけです。**飲む前におにぎりひとつ──これこそ酒飲みがダイエットを成功させる秘訣です。**

また、何よりも大切なのは水を飲むこと。それによって、アルコールによる脳や肝臓への影響を小さくできます。お酒の間に水を飲むこ

とで、アルコールの量自体を減らせますし、血中のアルコール濃度も下げられます。

　飲酒後、寝る前に水を飲むことは翌朝の脱水状態を防ぐことにもつながります。脱水してノドが渇いていると、それを食欲と勘違いして食べ過ぎてしまう可能性が高いのです。

　ただ、**結局のところ、飲み過ぎなければ食べ過ぎや代謝の問題は起こりにくく、お酒を飲んでも太ることはありません**。お酒の適量は個人によって、あるいは寝不足かなどその日の体調によって違うため、翌日に残らない量を見極めるようにしてお酒を楽しんでください。

　それから、炭水化物を摂らずにお酒を飲んで、酔っ払ってそのまま寝てしまうと、アルコールによる夜間低血糖を招いてしまいます。それを防ぐためには……そう、「寝る前のハチミツ」です！　就寝中の低血糖を予防し、睡眠の質を高めるのはもちろん、翌朝の低血糖も防げますよ。

◯飲み過ぎた翌日の朝食は抜いてもOK

　日常の生活では食欲が乱れていなくても、お酒を飲むといつもより多く食べてしまうということはよくあることです。私もお酒を飲むと、ほぼ間違いなく食べ過ぎてしまいます。こうした場合、翌朝は体の中にはまだカロリーが余っている状態のため、お腹が空かないこともあります。無理にでも朝食を食べる人もいますが、その必要はありません。この状態で食べるとカロリーオーバーです。

　こんな事態にならないためには、**お酒を飲んだ翌日は、いつも以上にお腹具合を意識して、お腹が空いていなければ朝食を軽くしたり、あるいは食べないなどの選択をしましょう。それだけで、お酒を飲んだときに食べ過ぎた分のカロリーが調整されます。**

　ここまで述べてきたことを意識して実践すれば、お酒を飲みながらでもやせることができます。酒好きなのを我慢して食に走るより、お酒とうまく付き合ったほうがやせますので、ぜひご参考に！

太る原因は
「座り過ぎ」だった!

　オーストラリアの研究者の実験によると、1日に座っている時間が4時間未満の成人に比べて、座っている時間が長くなるほど死亡リスクが高くなったといいます。しかも、そのほかに運動をしていたとしても、です。デスクワークをしている方にはショッキングな実験結果かもしれませんが、**さまざまな研究において「座る時間が長くなることで死亡リスクが高くなる」**ことが明らかにされています。

　一般的な事務仕事をしている場合、食事や移動のときに座っている時間も合わせ、1日8時間以上は座っていてもおかしくありません。『長生きしたければ座りすぎをやめなさい』(ダイヤモンド社)の著者、早稲田大学スポーツ科学学術院・岡浩一朗教授によると、「40〜64歳の日本人を対象に調査したところ、一日の平均的な総座位時間は8〜9時間だった」として、「座りすぎが万病の元」だと警鐘を鳴らしています。

　実は、「座り過ぎ」が肥満をつくる原因になっている可能性があります。

　「継続して運動をしているのにやせない」「カロリー制限をしているのに体重が減らない」というような場合は、「**モナリザ症候群**」を疑ったほうがいいかもしれません。「**Most Obesity kNown Are Low In Sympathetic Activity**」(**肥満者のほとんどは交感神経の働きが低下している**)の頭文字を取ったもの (MONALISA) で、生命維持に必要不可欠な機能をコントロールしている自律神経のうち、「交感神経」の働きが悪くなっていることがやせない原因だとするものです。

　代謝を活発にしてカロリーを消費する機能のある交感神経の働きが

低下すると、食事に気をつけようが運動をしようが、カロリーが十分に消費されることがありません。使われなかったカロリーは体脂肪となって体にたまっていくことから、太ってしまうのです。

◎テレビを見るのもスマホ操作も立ちながら行う

実は、モナリザ症候群の一番の原因が「座り過ぎる生活」にあります。

たとえば、デスクワークで全然体を動かさない、休日は家でダラダラしている、息が切れるような運動を全然していない、ダラダラとお菓子を食べる癖がある——こういった人は、ほぼ間違いなく交感神経の働きが悪くなっています。同じ姿勢でいる時間が長くなると、呼吸や心拍数などはなかなか乱れることがありません。それは、自律神経が調整すべき機能をまったく使わないということであり、自律神経にサボり癖がついて働かなくなるのです。

また、モナリザ症候群とは逆に、慢性的な寝不足やストレスなどで体に過剰な負担がかかっている場合も交感神経の働きが鈍くなります。今度は交感神経が疲労して、正常に機能しなくなってしまうのです。

こうしたことから、**脂肪が燃焼しやすい"やせ体質"をつくるためには、座る時間を減らして交感神経の働きを高める工夫をしなくてはなりません。**

では、デスクワークの人はどのようにして座る時間を減らしていけばいいのでしょうか。

基本的には、**15分に1回、体を動かすだけでも自律神経を刺激する**ことができます。できれば椅子から立ち上がることができればベストですが、**座ったままでかかと上げをしたり、体をねじったり、伸びをするだけでも十分です。**

自宅にいるときも、グターッと座っている時間を減らす工夫は大切です。テレビを見たり、スマホを触ったりするのを、立ちながら行うだけで有効になりますよ。

朝のストレッチ習慣が
スタイルアップにつながる

「やせる運動」というと、筋トレや有酸素運動を思い浮かべる方がほとんどではないでしょうか？

しかし、私が最もおすすめする"やせる運動"は「**ストレッチ**」です。私も中学生の頃から20年以上ほぼ毎日、朝にストレッチをしています。もともと体が硬かった私も、今では開脚してベターッと胸を床につけられるまでになりました。

朝起きて、まずストレッチという健康的な行動をすると、無意識に健康的な生活を送るようになります。これは「**プライミング効果**」というもので、その前に何をしたかで次の行動が影響されるという心理効果に基づいています。

朝のストレッチによってプライミング効果が発揮されて、お昼のランチに健康的なメニューを選んだり、外出するときに車ではなく歩いたりするようになるのです。

逆の経験のほうがわかりやすいかもしれません。朝に二度寝して栄養の偏っているカップラーメンを食べた日は、プライミング効果で食生活も乱れるし、諦めモードになってダラダラ過ごしてしまいがちです。

そう考えると、一日の行動を左右する朝に何を行うかが非常に大切になります。朝のストレッチは時間もかからず、それでいて一日の食欲を安定させる最高のやせ習慣となります。

また、朝のストレッチには代謝を上げる効果もあります。朝起きたときには体は硬い状態ですが、そのままだと体の動きに制限がかかります。当然、股関節の動きも悪く、その状態で歩くと歩幅が小さくなります。歩幅が小さい分だけ、消費カロリーも少なくなります。

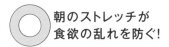

朝のストレッチが
食欲の乱れを防ぐ!

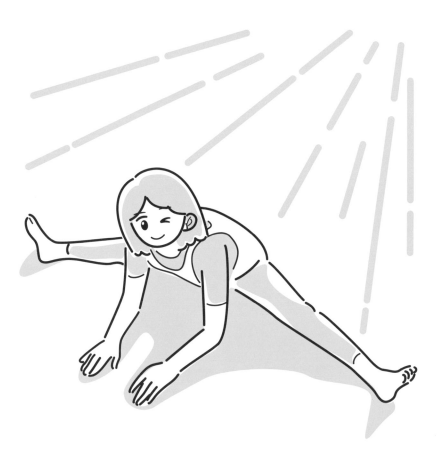

それとは逆に朝からストレッチをしたおかげで体の柔軟性が高くなっていると、朝から歩幅を大きくして歩けるので、消費カロリーが高くなります。

「いや、待て。体が柔らかくなると動きが効率的になって、逆に消費カロリーが少なくなるのでは？」という反論もあります。

　それは100％否定できないのですが、私個人の意見としては、効率的に動けるようになる分、ほかの活動が増えて消費カロリーが高くなり、結果として代謝は上がると考えています。

◯スタイルが良くなる朝のストレッチ

「BMIは18なのに足や二の腕が太い」

「体脂肪は20％なのにお腹だけがポコッと出ている」

　ダイエットがうまくいっているのに、スタイルが良くならないと嘆いている人も意外と多いものです。実はこうしたスタイルの悩みの多くは、体の柔軟性を高めることで直すことができます。

　スタイルが崩れてしまう多くの原因は、姿勢や体の使い方の悪さにあります。猫背を直さないまま、いいスタイルを目指してもうまくいかないのは当然ですよね。体の使い方にしても、太ももの前や横側などの筋肉を過剰に使ってしまうと、筋肉が張って足が太くなってしまいます。

　こうした姿勢の悪さや体の使い方の問題の多くは、体が硬いことが原因で起こります。たとえば、スマホばかり見ていて胸の前の筋肉が固まってしまうと、胸の筋肉に肩が引っ張られて巻き肩となり、背中は丸くなります。このようなことは体のあちこちで起こります。

　朝にストレッチをすると、体が柔軟になって姿勢も良くなるし、動きもスムーズになるため、余計な筋肉の張りが起こりにくくなります。

　スタイルアップにもつながる朝のストレッチ、ぜひ習慣にしてください。

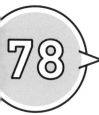

78 朝の散歩習慣が スリムボディをつくる

　私は朝のストレッチを20年以上継続していますが、今はそれに加えて、20分程度の朝の散歩を毎日実施しています。朝の有酸素運動は、ダイエットを成功させるために非常に有効となります。

「え、たった20分？」

　そう感じるかもしれませんが、時間の長短はあまり問題ではありません。**朝からの運動が一日の食欲と代謝を安定させることにつながるのです。**

　その理由として、「**生体リズムが整う**」「**セロトニンが分泌される**」「**健康意識が高まる**」の3つがあります。

◯体内時計が正常に働くと食欲と代謝も安定

　人間の体には「**体内時計**」と呼ばれる機能が備わっています。朝になると目が覚め、日中は活動し、夜は眠くなるのは、この体内時計の働きによるものです。時計などなくても、体はおおよそ24時間のリズムを刻んで、ホルモンの分泌や自律神経の働きなど、体内の環境を変えて調整します。

　たとえば、真っ暗な時計もない部屋で過ごすと、時間がまったくわからなくなります。しかし、それでも体内時計が機能して、朝の時間帯に起きて夜の時間帯に眠ります。この体内時計の働きには自律神経が大きく影響しており、体内時計が狂うと自律神経も悪影響を受けてしまいます。

　体内時計のリズムを整えるのに有効なのが「太陽の光」と「運動」、

そして「食事」の3つです。朝からこれら3つに関わる活動をすると、体内時計がリセットされてリズムが整います。

　朝の散歩には、太陽の光と運動という2つの刺激が加わるので、体内時計をリセットする準備が整います。あとはきちんと朝ご飯を摂るだけです。

　体内時計が正常に働くようになれば自律神経の働きも整って、食欲と代謝が安定します。それがやせることにつながっていくのです。

◉ 太陽の光を浴びてセロトニンを分泌

　朝から太陽の光を浴びると、気分や食欲を安定させてくれるセロトニンが脳内で分泌されます。ホルモンバランスの観点からも、朝の散歩は食欲を安定させるといえます。

　うつ気味の方に日光浴や散歩が勧められるのは、気分の落ち込みを改善するためにセロトニンの分泌が有効だからです。

　また、朝に分泌されたセロトニンは、夕方以降、睡眠ホルモンといわれる「メラトニン」に変化していくので、朝の日光浴や散歩は睡眠の質を向上させるうえでも重要になるのです。

　朝、外に出て散歩ができないという場合は、カーテンを開けて太陽の光を浴びて、家の中で足踏みを5分、10分やるだけでも効果があります。

　朝から運動をすると、健康意識が高まって不健康な食べ物を食べなくなるほか、無意識に早歩きになったり、エレベーターではなく階段を使ったりするなど、自然と活動量も高くなります。

　逆に二度寝をして朝からダラダラ過ごすと、その後も食べ過ぎてしまったり、家の中でゴロゴロしてカロリーを消費することをしなくなったりするので、太りやすくなってしまいます。

　朝をどう過ごすか——これがダイエットにおいて最も大切なことだったのです。

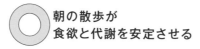 朝の散歩が
食欲と代謝を安定させる

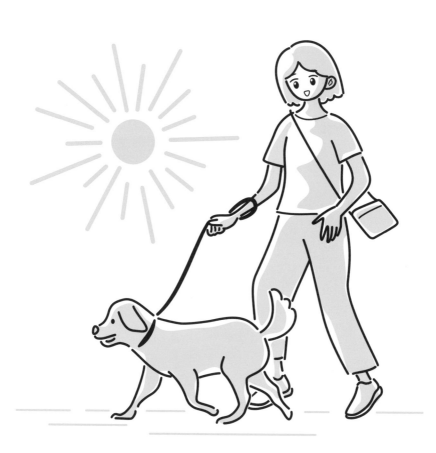

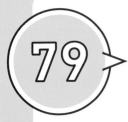

79 1日約8000歩で やせる

　今から20年ほど前までは、歩数を測るのに歩数計を使っていました。今ではスマホや時計で測れるので、本当に便利になったものです。

　私は少ないときで1日6000歩、多い日で1万5000歩以上、平均して1万歩以上は歩いています。

　ダイエットというと、筋トレや有酸素運動が重視されがちですが、私はその前に**日常生活において歩数を増やすことが大切**だと考えます。

　ダイエットに必要となる運動は、必要以上に筋肉をつける筋トレではなく、生活の中で筋肉を使う場面を増やすことです。この両者は似ているようで、まったく違うものです。

　たとえば、バーベルを使ったベンチプレスは、大胸筋という胸の筋肉を鍛えるための運動であり、これを行えば筋肉量は増えて胸が大きくなります。しかし、大胸筋を鍛えたところで、日常生活においてはバーベルを持ち上げるほどの負荷に匹敵するような使い方はすることはそうそうありません。

　体は必要以上の筋肉があると、ムダにエネルギーが消費されないように筋肉を減らします。頑張って増やした大胸筋も、ベンチプレスという運動をやめると減っていきます。

　もちろん、筋トレをやめたからといってトレーニングの効果がゼロになることはありません。ただ、筋トレでやせたのなら、筋トレを続けないとやせた状態を維持できないのです。

　パーソナルトレーニングでリバウンドする理由のひとつはここにあります。トレーニング中はきつい運動を定期的にやりますが、トレーニング期間が終わった後も同じくらいハードな運動を自主的に続ける

のは難しいですよね。激しい運動でやせたなら、その激しい運動を続けないと体型は維持できません。できなければリバウンドします。

　そうしたことから、私がオススメするのは「60歳になっても続けられる」、あるいは「10年後も継続できる」運動です。

　食事も同じですが、一生やせた状態をキープしたいなら、一生続けられる方法でやせないといけません。ジムに行って運動してやせるのではなく、日常生活の一習慣として、運動を増やしていくというイメージです。ダイエットは一時的なイベントではないのです。

　無理なく10年後も続けられる運動であれば、ストレッチでも筋トレでも何でも構いません。私の一番のオススメは「歩くこと」です。

◉たくさん歩く人はBMIも低い

　ケガや病気で歩けなくならない限り、歩くことは何歳になっても続けられます。少しずつ歩数を増やしていけば、それだけで十分にやせられます。まず、歩数が増えるということはジーッと動かない時間が短くなることも意味します。動くことによって自律神経が鍛えられ、脂肪を燃焼する能力が高まります。当然、歩数が多くなれば消費カロリーも多くなります。

　海外の研究では、歩行数とBMIには相関があり、やはり歩数が多いグループはBMIも低いという結果が出ています。目指すべき歩数は1日約8000歩。5000歩では足りません。でも、今1日2000歩しか歩いていない人がいきなり8000歩を目指すのは無理があります。

　私がダイエット指導するときのやり方ですが、とりあえず**今よりも10%アップを目指して**、少しずつ歩数を増やすのがいいと思います。

　また、散歩の継続が難しいようであれば、室内での足踏みでもまったく問題ありません。その場合、テレビやスマホを見ながらの足踏みでOKです。余裕があれば外に出て散歩をして、歩数を増やしてください。

やせたいのなら、まずは1日1回のスクワットから

ダイエットを何度も繰り返している人の多くが、運動を続けることに対して苦手意識を持っています。

「運動をしたほうがいいのはわかるけど、時間もないし、やっても続かない」という相談を、私はこれまでに何百回と受けてきました。

そうした方は、続けられないことを「自分の意志が弱いからだ」と考えています。でも、**運動が続けられないのは意志の弱さではなく、やり方の問題です。運動を習慣化させられるかどうかが鍵となります。**

たとえば、「絶対にやせるので、毎日スクワット100回やってください」と言われたとしたら、最初のうちはやる気もあって頑張れるかもしれませんが、時間がつくれずに達成できない日が出てくると、だんだんやらない日が増えて、いつの間にかやめてしまうことでしょう。

では、「1日にスクワット1回やってください」と言われたらどうですか？　これなら、どれだけ忙しかったり体調が悪かったりしても、達成できますよね？　**行動を習慣化していくためには、とにかく目標を小さく設定して、確実に毎日達成していくことが大切なのです。**

ただ、多くの方は、「スクワット1回じゃ、やってもやせないでしょ？やる意味ないんじゃないの」と思ったのではないでしょうか。

確かに、スクワットを1日1回したところで、筋肉は増えませんし、消費カロリーもほとんど変わりません。本音を言えば、スクワットを本当にきっちり1日1回しかやらないのであれば、1年経っても10年経ってもやせることはないでしょう。

しかし、1日1回のスクワットを習慣化すると、1回で終わらない日が出てきて、毎日の習慣となると自然に回数が増えてくるものです。

● 回数にこだわらず習慣化させることが大切

　何かを始めるときは、最初の1回をやるのが最も労力が必要になります。でも、とにかく最初の1回を始めてしまえば、"やる気スイッチ"が入って続けられるという特性が人間にはあります。

　これはダイエットでの運動でも同じです。「毎日1時間のウォーキングをしましょう」と言われると、「毎日は難しそうだな」と感じますが、「まずは5分歩きましょう」であれば、何とか達成できそうですよね。

　ダイエットのために運動を習慣化したい場合、目標とする運動は何でも構いません。ただ、雨の日でも旅行中でも絶対に達成できるものにしましょう。とにかく目標を達成し続けることが大切であり、種類や回数は関係ありません。

　私が生徒さんにダイエット指導するときは、「スクワット1回」とお伝えすることが多いです。スクワットであれば道具も要りませんし、場所や時間も選ばなくてもできるものです。どれだけ忙しくて体調が悪くても習慣として毎日やっていけることが大切で、たとえば歯磨きの間やその前後に実施するようにすれば習慣化の第一歩となります。

　運動は、もちろん散歩でも腹筋でもいいですが、散歩なら外出しなければいけないし、腹筋だと横にならないといけないので、少しハードルが上がります。

　スクワット1回を習慣化すると、不思議なことに毎日20回、30回とスクワットを続けられるようになります。また、スクワットだけでなく、晴れた日はウォーキングをしたり、腹筋など別の運動を始めたりする人も出てきます。

　とても運動とは呼べないスクワット1回が、ほかの運動習慣にもつながり、大きな結果として実を結びます。

　運動に挫折して、「自分は意志が弱い」と思っていた人こそ、ぜひ毎日1回のスクワットから始めてみてください。

81 冬は薄着でいると 自律神経が刺激されて 脂肪燃焼を高める!

　真冬にダウンを着込んで街を歩いていると、半そで半ズボン姿の小学生とすれ違うことがあって、「寒くないのかな?」と心配してしまいます。かく言う私も小学生のときは雪の日でも半そででいる子どもでしたが。

　成長するにしたがって、寒ければ厚着をするか暖房を入れるようになり、暑ければ冷房をつけて薄着になるのが当たり前になりました。

　実はこうした便利な世の中が、人間の体をやせにくくしているのをご存じでしょうか。

　Chapter1〜2でお話ししたように、人間の体にはホメオスタシス(生体恒常性)という機能が備わっています。**外部環境の変化に合わせて体の内部環境を整えたり、内部環境の変化を修正したりする働きです。**ホメオスタシスのおかげで、本来、体重は簡単には増えたり減ったりしないとお伝えしました。

　これは気温の変化に対しても同じです。気温が高ければ汗をかくことで体の温度を下げ、低ければ熱をつくって体の温度を上げます。とくに内臓は温度が上がり過ぎたり下がり過ぎたりすると正常に働かなくなるため、温度を一定に保つようにホメオスタシスが働いています。

　体の中では、外気温の変化を感知する自律神経が発汗や発熱などの反応を引き起こして、外部の環境変化に対応しています。

　これまでにもたびたび触れてきたように、**自律神経は脂肪燃焼においてとても大切な役割を担っています。こうした発汗や発熱をすることは、自律神経を刺激して脂肪燃焼を高めることにつながっていきます。**

　それにもかかわらず、外部の環境変化に対してエアコンや洋服など

に頼り過ぎていると、自律神経の働きが弱くなるために脂肪が分解されにくくなってしまいます。つまり、夏には汗をかき、冬には寒さを感じるくらいのほうが、自律神経が鍛えられることでやせやすくなるのです。

◉ 自律神経の力で体温調整をする時間をつくる

　エアコンや洋服に頼らずに体温調整を自分の力で行うことは、やせやすい体質をつくるためにとても大切です。

　では、どのようなことをしていけばいいのでしょうか？　私が提案するのは、「エアコンの温度設定を極端にしない」「体温調整をエアコンや洋服に頼らない時間をつくる」の2点です。

　夏になると、暑さ対策としてエアコンの設定温度を24℃などにしがちです。しかし24℃では汗をかかなくなります。それどころか体が冷え過ぎて、血流が悪くなってしまいます。

　そのため、夏は26〜28℃と暑過ぎず冷え過ぎずの温度設定をして、室内の温度をキンキンに冷やし過ぎないようにしましょう。冬も同じで、暖か過ぎないよう室温20℃くらいに設定するのがいいでしょう。

　また、**夏、冬にかかわらず、1日のうちに数時間はエアコンや暖房機器を使わない時間をつくることをおすすめします。エアコンのオン、オフを繰り返すことは電気代がかかるので勧められていませんが、数時間だけエアコンを切って、自律神経の力で体温調整をする時間をつくってください。**

　あるいは、少しでも外に出るのがいいでしょう。気温の変化に対応することで自律神経が刺激され、やせやすい体になっていきます。

　冬はなるべく薄着で過ごすほうが、体を暖めるために体内のエネルギーを消費するので、やせやすくなります。

　夏にエアコンがキンキンに効いた部屋で長そでの服を重ね着するなど、ただただ自律神経を弱めるようなものですよ！

82
運動なしでやせる！
「エプソムソルト」風呂は
効果絶大

　食欲コントロールダイエット協会のマネージャーをされている柳本さんという女性がいます。現在45歳で48kg、これまでの人生で一番元気に過ごしているといいます。

　柳本さんは13歳から21歳までのときが一番太っていて、体重は60kgを超えていたそうです。そこからストレスで食べられなくなってやせたものの、菓子パンやお菓子がやめられなくて体調不良になり、40歳から糖質制限をやり始めました。そのおかげでさらにやせたものの髪の毛が抜け、貧血を繰り返すなど体調不良が悪化したことからダイエットを断念しました。

　その後、食欲コントロールダイエットに出会い、生活習慣を見直した結果、運動なしでやせたのはもちろん、体調も治って今に至っています。

　そんな彼女が意識して行っていることのひとつに、「お風呂に『エプソムソルト』を入れる」という習慣がありました。

　彼女はもともと緊張しやすいタイプで、何かあるとすぐに睡眠の質が悪くなることを自覚しています。そこで、自分のリラックスタイムであるお風呂の時間の質をより高めようと始めたのがエプソムソルト入浴でした。

　エプソムソルトという名前ですが、成分は塩ではなく、**「硫酸マグネシウム」**です。エプソムというのは、この成分が発見されたイングランドはロンドンの南にある内陸部の町の名前です。

　硫酸マグネシウムは海水に多く含まれているミネラルの一種で、温泉の成分にも含まれていることがあります。**硫酸マグネシウムは体を**

温める温浴効果がとても高く、**血流を改善し、筋肉をほぐし、肩こりや腰痛にも効果がある**とされています。そのため、市販されている多くの入浴剤に有効成分として配合されています。豆腐を固める「にがり」にも少し含まれていますね。

◎入浴しながら皮膚からマグネシウムを補える

　マグネシウムは体内で300種類以上の酵素の働きを助けています。でも、ストレスがたまると体内のマグネシウムがどんどん体外へ排出されるようになり、さらにインスタント食品やファストフードばかり食べるなど偏った食生活をしていると、食事から摂取するマグネシウム量も減ることになるので、ますます体に負担がかかってきます。

　そこで、エプソムソルトの登場です。**これを入浴に使うことで、皮膚からもマグネシウムを補うことができるようになります。**

　マグネシウムは、糖をエネルギーに変える代謝酵素を活性化し、結果として食事で取り込んだ糖をエネルギーに変わりやすくするので、糖が脂肪としてたまる量を減らす可能性も指摘されています。

　また、エプソムソルトは腸の働きを活発にするので、便秘を解消して、有害物質や老廃物をデトックスする効果や、くすみ改善や保湿効果など美肌効果もあります。腸内をキレイにしてくれるため、体に必要な栄養分がきちんと吸収できるようになり、結果として食べ過ぎを防ぎ、代謝をアップさせる効果も期待できるんですね。

　似たような効果がある「バスソルト」は追い焚きする機械や浴槽を傷めてしまう恐れがありますが、エプソムソルトは塩分を含んでいないので安心して使えます。

　柳本さんのように、**肩こりやイライラなど、強く緊張する人に特徴的な症状が出ている場合にエプソムソルトはとても効果があります。**ただし、価格は安いわけではないので、ストレスが強い、緊張が強いといった自覚があって、余裕がある人は使ってみてはいかがでしょうか。

おわりに

「くびれをつくりたい」

「もっと美しくなりたい」

　そうした思いからダイエットを始めるのは非常にいいことだと私は思います。しかし、ダイエットを続けるうちに、なぜかその初心が忘れられてしまいます。

　最初のうちは外見を良くするためにやせたいと思っていたはずなのに、途中から体重の数値の増減に意識が移行してしまうのが一番の問題です。

　外見を気にしているのだったら、体重計に乗らなくても、スカートがちょっと緩くなったことなどで変化はわかるはずです。こうしたことからも、体重を測る意味はあまりないと私は思います。

　そもそも、いくらやせたところでその人の体重の数値は、見た目ではほかの誰にもわかりません。それなのに体重の増減に一喜一憂するというのは、大きなムダだと感じてしまいます。

　私がダイエットをしている人たちを見てきた中で感じるのは、ダイエットに頭の意識を奪われ過ぎている人があまりに多いということでした。

　たとえば、脳のキャパシティが100だとすると、ダイエットにハマっている人は80ぐらいダイエットのことを考えています。ということは、趣味や生き方、仕事、家事のことなど20ぐらいしか考えられない状態にあるといえます。

　人生を考えるべき脳がダイエットに圧迫されているなんてすごくもったいないことだと私は感じ、ダイエットから解放される方法を考

えて、たどり着いたのが食欲コントロールダイエット法なのです。

　脳の80を圧迫していたダイエットをせめて20くらいにしたら、趣味や仕事、プライベートのことに80使えて、人生も充実してくるはずです。

　そしてダイエットを早く卒業して、ダイエットの呪縛から解き放たれてほしいと願うばかりです。

　世の中にはさまざまなダイエット法があふれていますが、始める前に「継続できるかどうか」という点で判断をするべきです。そうすると、その方法が「減量」にフォーカスしているのか、あるいは「減量しなくてもいい状態にすること」にフォーカスしているのか、その違いに気がつくのではないでしょうか。

「食欲コントロールダイエット法」は、もちろん後者です。「**ダイエット法**」と言っていますが、**正確に言えば「ダイエットを卒業して、二度と減量しなくてもいい健康状態にすること」が真の狙いです。**

　ただ単にやせる、減量するのだったら、一時的に頑張れば絶対にやせることは可能です。ただし、試合前のプロボクサーのような減量は、すぐにリバウンドします。実際にプロボクサーも試合前の計量さえ終わればすぐに数kgリバウンドして、試合のときは別の体になって戦いに臨みます。

　ダイエットに取り組み始めると、結果ばかりを気にして、途中経過を軽視しがちです。しかし、自分に合わないダイエット法を頑張ってやっても、苦しいだけになってしまいます。

　その**ダイエットが自分に合っているのかどうか、一番わかりやすいのは「食欲」です。食べ物に対する執着が強くなっているかどうかを基準にして、ダイエット法を見直すのがいいでしょう。**

常に「次、何食べよう？」「あれが食べたいけど我慢しなきゃ」など
と考えているようでは問題ありです。こうした状況を放置していると、
いずれ食欲が爆発して、間違いなく反動で食べ過ぎてしまうことで
しょう。

　何かダイエットを始めると、最後までやり通さなければいけないと
思い込む方も多いですが、我慢するダイエット、無理をするダイエッ
トは絶対に見直すべきです。そのようなダイエットは途中で挫折した
としても、けっして「意志が弱い」からではありません。

　そのほかに、**ダイエット中に頭痛が出てきたとか便秘になったとか、
あるいは体が冷えてきたということがあれば、それは体からの悲鳴で
あり危険信号なので、方法を変える必要があります。**

　食欲コントロールダイエット法を実践した場合、体の調子がすごく
良くなって、タイミングや状況によっては体重が微増することはあり
得ます。

　ただし、体重がちょっと増えてでも、体の調子を良くすることは必
ずやらないといけません。

　ここで声を大にして言いたいことは、**1日でも若いうちに食欲コン
トロールダイエットをやるべきだということ。1日でも早く取り組ん
だほうが、増える体重も少なくて済みますし、その後も体重はスムー
ズに落ちていきます。**本書に書かれていることをひとつひとつこなし
ていけば、必ず体が本来持っているホメオスタシスの機能を取り戻す
ことができ、結果としてやせていくことができるはずです。

　さあ、さっそく「今日」から実践しましょう。理想のボディはもう
目の前です！

　　　　2023年　春　　　　　　　　　　　　　　　富永康太

富永康太

食欲コントロールダイエット協会代表理事。西日本リハビリ
テーション学院卒業後、理学療法士として、広島市内の
クリニック、熊本の医療法人フォーチュンなかがわ整形など
に勤務。生理学や解剖学など医学的知見 を用いて、延
べ3万人の患者の治療に携わる。その中で、対症療法的
でなく「体に元々備わっている機能を正常に戻す」理学療
法士の根本的治療の知見が、体重コントロールにも通ず
ることを実感し、ダイエットについて学び始める。2016年
5月に体質改善サロンとして「Leaf」開業。

2019年「一般社団法人食欲コントロールダイエット協会」
を設立。現在はサロンだけでなく、電話相談やオンライン
ダイエットなども行っている。オンラインサロンでは、ダイエッ
トによって過食や拒食といった摂食障害に陥ってしまった
人から、何十年もダイエットに失敗し続けている人など年
間200人超を指導。情報発信としてSNSでも積極的にダ
イエットに関する情報を日々発信しており、インスタグラム
のフォロワーは5.5万人、YouTube「食欲コントロールダイ
エット講座」はチャンネル登録者数12.1万人、Twitterフォ
ロワー数9.1万人（2023年2月時点）。

食欲コントロールのプロが教える
ダイエット大全
82のメソッドで永久に太らない体に

2023年3月31日　初版発行

著者／富永 康太

発行者／山下 直久

発行／株式会社KADOKAWA
〒102-8177　東京都千代田区富士見2-13-3
電話　0570-002-301(ナビダイヤル)

印刷所／凸版印刷株式会社

●お問い合わせ
https://www.kadokawa.co.jp/（「お問い合わせ」へお進みください）
※内容によっては、お答えできない場合があります。
※サポートは日本国内のみとさせていただきます。
※Japanese text only

定価はカバーに表示してあります。